W0109417

DAS KOMPLETTE PROGRAMM GEGEN SCHLAFLOSIGKEIT

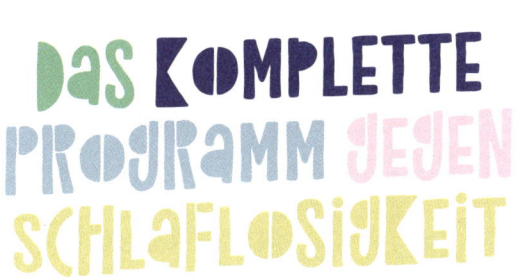

GUT SCHLAFEN

BESSER LEBEN

UNTER DER ANLEITUNG VON PATRICK LEMOINE

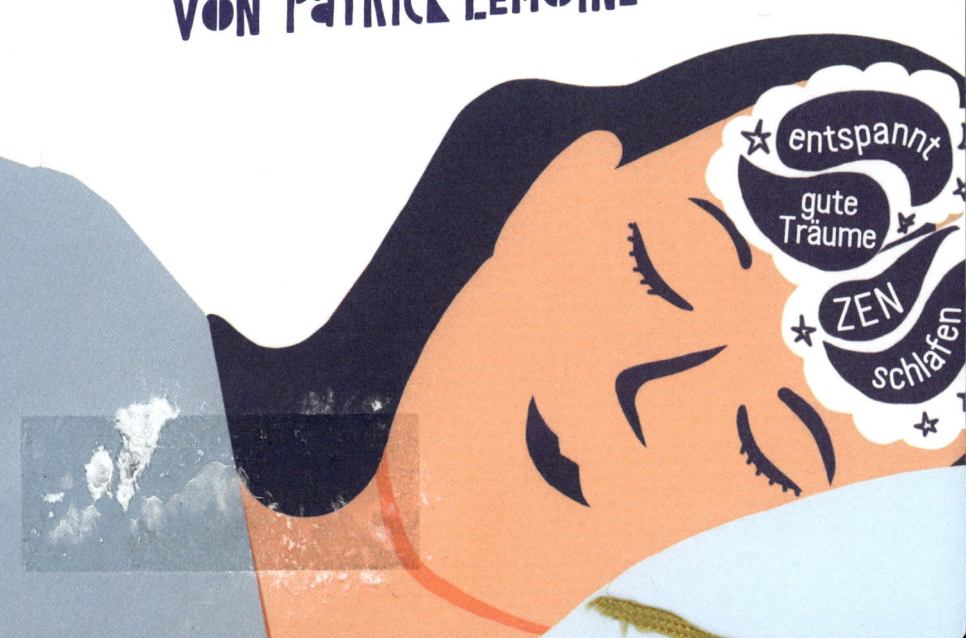

entspannt

gute Träume

ZEN

schlafen

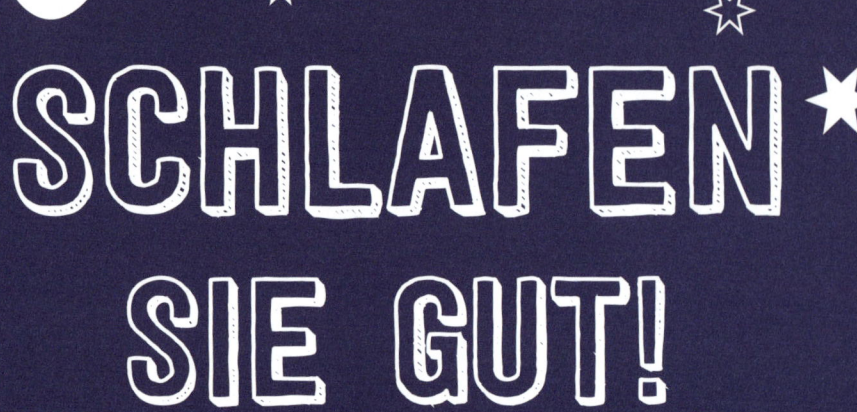

SCHLAFEN
SIE GUT!

Liebe Leserinnen, liebe Leser, ich hoffe, Ihre Schlafprobleme nicht noch zu vertiefen, wenn ich Ihnen sage, dass es sich dabei nur um eine Banalität, wenn auch um eine betrübliche, handelt. Bereits 1750 v. Chr. beklagten sich unsere mesopotamischen Vorfahren bei ihren sumerischen Ärzten darüber: Tatsächlich finden wir schon im Codex Hammurabi das erste Rezept für das wohl älteste Hypnotikum – den Mohn. Dieser ist übrigens das einzige Heilmittel, das unter den 750 aufgeführten Substanzen, die von zerstäubtem Esel bis zur Samenflüssigkeit verwester Frösche reichen, die Zeiten überdauert hat. Entschuldigen Sie bitte diese Details, eines wie das andere »übel riechend«. Einige Zeit später müssen die alten Griechen über ihre Nächte gejammert haben, denn ihr Medizingott Asklepios (Sie wissen doch, der Begründer der Heilkunst, der sich niemals von seinem Stab trennte, auf den die Mediziner heute noch so stolz sind), bediente sich seines mit einer Schlange umwundenen Stabs, um jedermann in Schlaf zu versetzen. Die Moral von der Geschichte: Die wohl älteste und wahrscheinlich häufigste aller Bitten an Ärzte lautet: »Herr Doktor, geben Sie mir bitte etwas, damit ich endlich schlafen kann!«

Wie lässt sich erklären, dass wir armen Menschen so oft von einem solch heimtückischen Leiden heimgesucht werden? Ungefähr 40 % der Bevölkerung beklagt sich mehr oder weniger häufig über schlechte Nächte – also nahezu die Hälfte aller Menschen, mit höherem Alter ansteigend. Frauen sind häufiger als Männer betroffen. Die Erklärung für die unglaubliche Häufigkeit dieser Geißel könnte auf einer einfachen Erkenntnis beruhen: dem sozialen Jetlag. Nachdem es uns vor ungefähr einer Million Jahren gelungen ist, das Feuer zu beherrschen (Wonderwerk-Höhle in Südafrika), sind wir die einzigen Wesen der Schöpfung, die dem Tag-Nacht-Rhythmus nicht länger unterworfen sind. Seit einer Million Jahren sind wir nicht mehr gezwungen, mit den Hühnern ins Bett zu gehen bzw. mit dem ersten Hahnenschrei aufzustehen, denn wir haben die unglaubliche Möglichkeit, die Nacht zum Tag zu machen. Unsere Rhythmen haben sich verschoben ... und das Ganze wurde auch nicht besser durch die Erfindung der ersten Glühbirne durch Thomas Edison. Der Lichtsmog hat sich global ausgebreitet, und betrachtet man Fotos der NASA, gibt es weltweit keinen einzigen Ort mehr, wo in der Nacht nicht einige Photonen leuchten. Ob Sie nun den Montblanc erklimmen, sich mitten auf dem Ozean befinden oder im tiefen Dschungel: Immer gibt es, wenn auch unmerklich, einen winzigen Schimmer, der Ihre Nächte stören kann!

Die Evolution benötigt ungefähr 1.500 Jahre, um sich von einem unnützen Gen zu trennen. Warum haben wir es in dieser Zeit nicht geschafft, uns an diesen sozialen Jetlag anzupassen? Weshalb haben wir es nicht geschafft, unseren Schlaf an das künstliche Licht zu gewöhnen? Heißt das etwa, dass Schlaflosigkeit eine Funktion hat? Hat schlechter Schlaf demnach einen Nutzen?

WAS FÜR EINE KOMISCHE FRAGE!

In diesem Buch wollen wir darauf eine Antwort finden. Zudem erfahren Sie, wie Sie Ihren durchwachten Nächten auf möglichst natürliche Weise den Kampf ansagen können. Auch über die Hyperschläfer wollen wir sprechen.

Liebe Leserin, lieber Leser, stellen Sie sich darauf ein, dass Sie gut schlafen werden, wenn Sie dieses Buch durchgelesen haben!

Patrick Lemoine

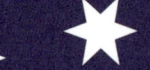

INHALT

DR. PATRICK LEMOINE

ist der »Dirigent« dieses Buches, das Ihnen zu besserem Schlaf verhelfen möchte, aber auch all Ihren Nächsten, die damit Probleme haben könnten.

. . . .

Profil... Psychiater, Neurowissenschaftler, Leitung von Forschungseinrichtungen und beigeordneter Professor an der Medizinischen Fakultät Peking. Ehemaliger Research Fellow an der Stanford Universität in Kalifornien (1981/82) sowie Wissenschaftlicher Mitarbeiter und »Gastdozent« in Montreal. In Frankreich war Lemoine zunächst Leiter des Krankenhauses Vinatier (CHS), danach Internationaler Medizinischer Direktor und beauftragt mit internationalen Aufgaben für die psychiatrische Abteilung der Orpea-Gruppe.

Er arbeitet als Experte des Berufungsgerichtes von Lyon.

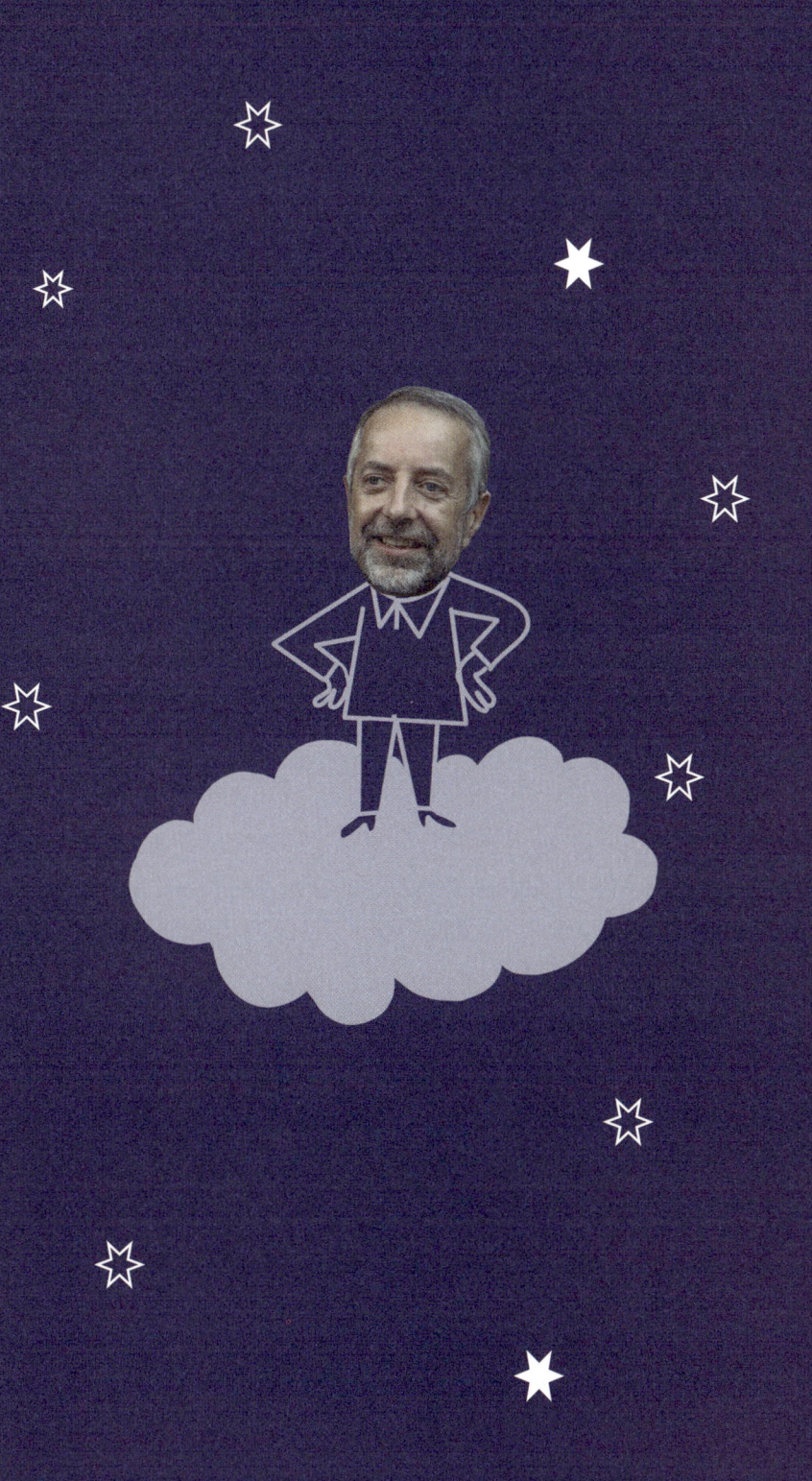

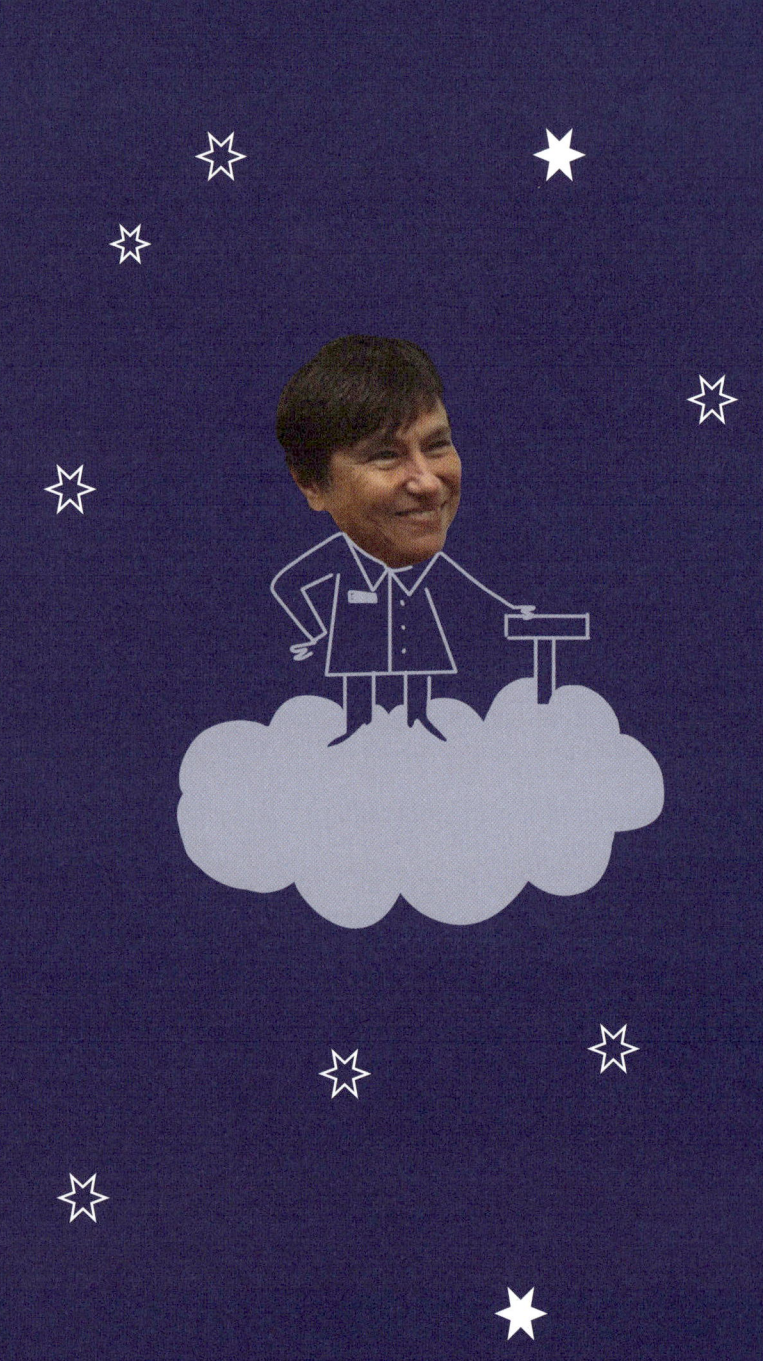

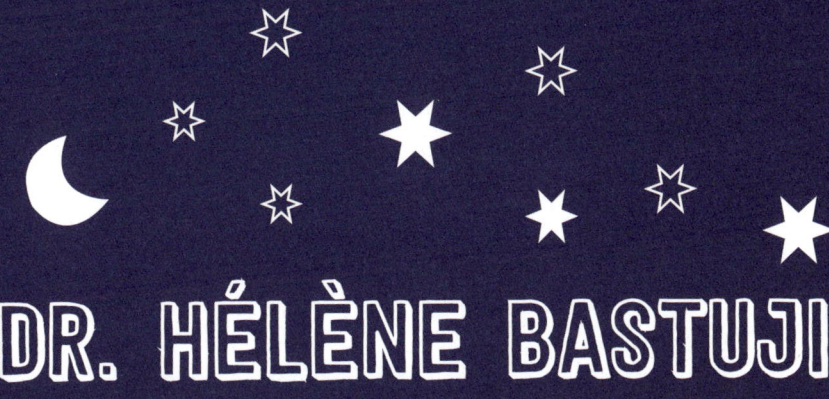

DR. HÉLÈNE BASTUJI

Profil ... Psychiatrische Ärztin mit Diplom an der Universität Créteil und Doktorat an der Neurowissenschaftlichen Universität Lyon. Krankenhausärztin in der Neurologie, Schlafspezialistin am l'Hôpital neurologique und Croix-Rousse in Lyon, Mitglied des Stabs des Neuropain-Projekts im Neurowissenschaftlichen Zentrum Lyons.

Sie ist Spezialistin in der Diagnostik und Behandlung Erwachsener mit Schlafproblemen.

Ihre bevorzugten Themen sind der Schlaf und seine Auswirkungen auf die Kognition, die Behandlung sensorischer Information während des Schlafes und die Verbindung zwischen Schlaf und Schmerz.

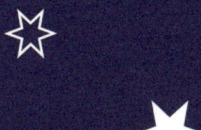

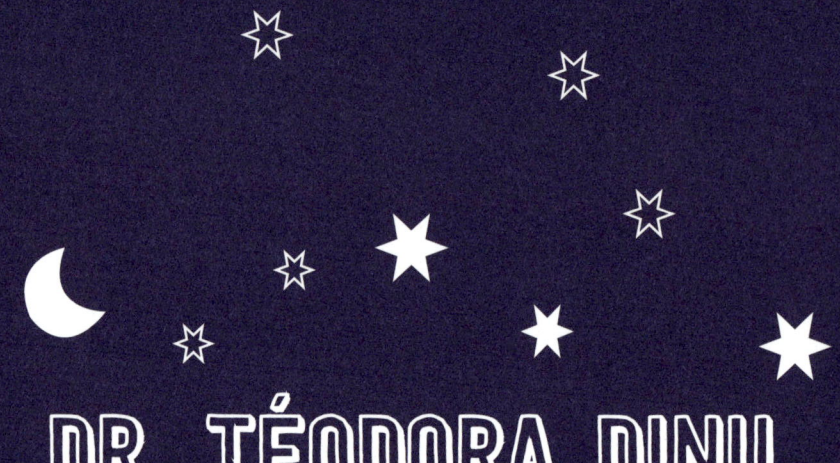

DR. TÉODORA DINU

Profil... Téodora ist psychiatrische Ärztin und Schlafspezialistin. Ihr Masterdiplom machte sie an der Universität Lyon in Neurowissenschaften. Sie gibt kognitiv-verhaltensorientierte Kurse am Psychologischen Institut in Iasi, Rumänien. Téodora wurde ausgebildet in der EMDR-Therapie (Eye Movement Desensitization and Reprocessing). Sie betreut Erwachsene, die Schlafprobleme haben.

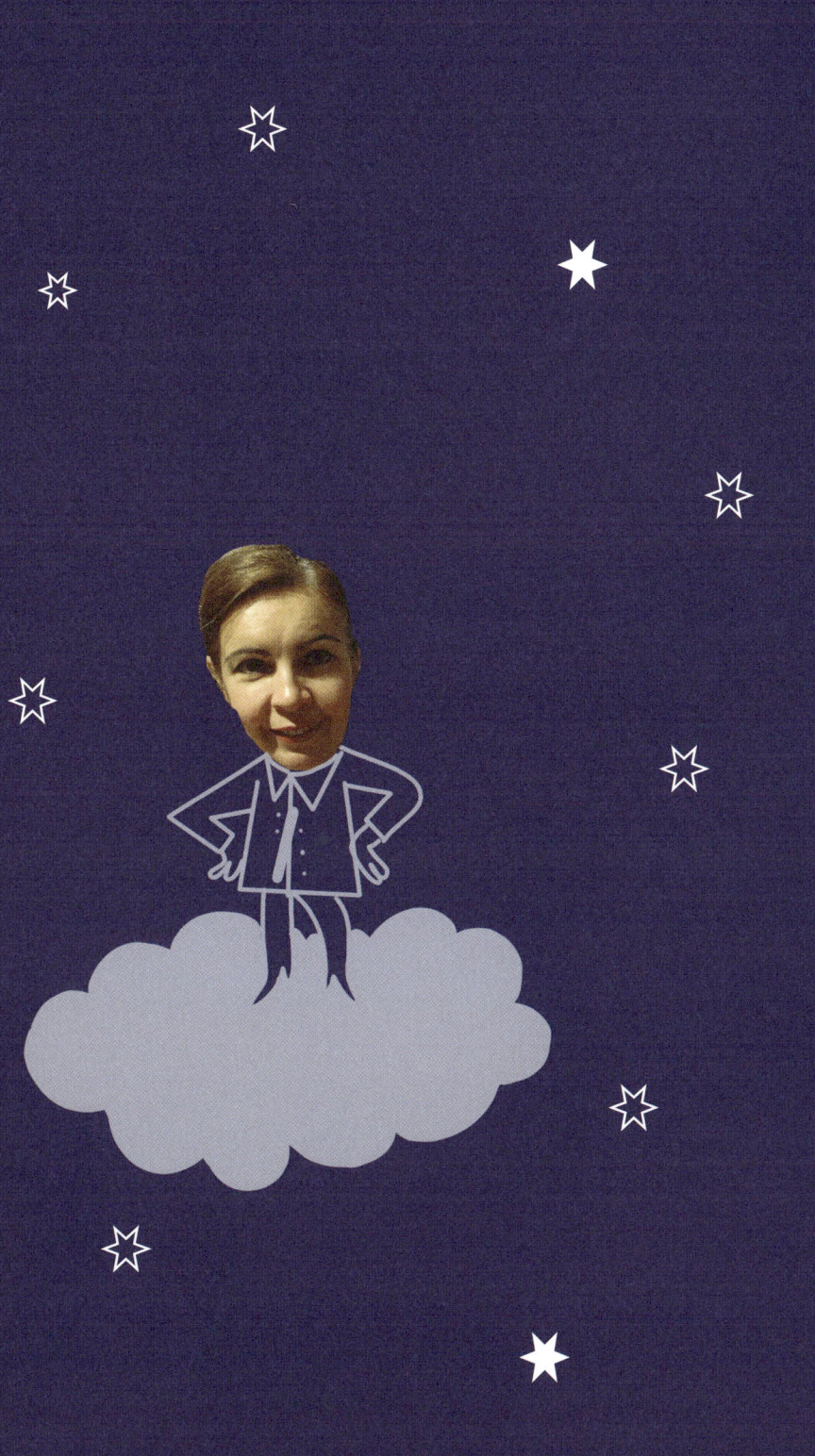

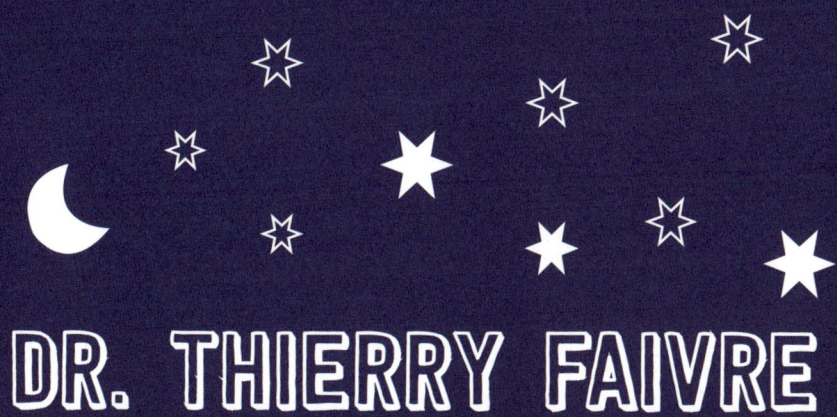

DR. THIERRY FAIVRE

Profil ... Er ist Psychiater und Schlafspezialist, ausgebildet in der Hypnose. Die von ihm in der Klinik Lyon-Lumière de Meyzieu geschaffene Schlafabteilung hat das Ziel, Schlafstörungen jeglicher Art zu behandeln. Der ausgebildete Psychiater ist insbesondere an Schlaflosigkeit interessiert, am Zusammenhang zwischen Schlaf und Depression sowie an der Behandlung von Parasomnien durch Hypnose. Er ist Mitglied der Société française de recherche et médecine du sommeil (Gesellschaft für Schlafforschung) sowie Mitglied der Société francophone de chronobiologie (Gesellschaft für Chronobiologie).

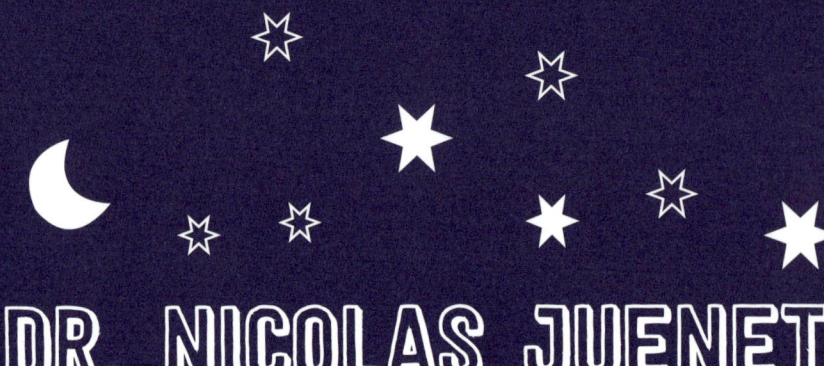

DR. NICOLAS JUENET

··

Profil... Nicolas Juenet, Psychiater und Schlafexperte, arbeitet in der Schlafabteilung der Klinik Lyon Lumière à Meyzieu. Dort ist er verantwortlich für alle Schlafstörungen sowie für die gerontopsychiatrische Einheit; er ist spezialisiert auf kognitive und Verhaltens-Therapie, Schockbehandlung und transkranielle Magnetstimulation. Darüber hinaus ist er medizinischer Berater für Unternehmen, Clubs und professionelle Sportler.

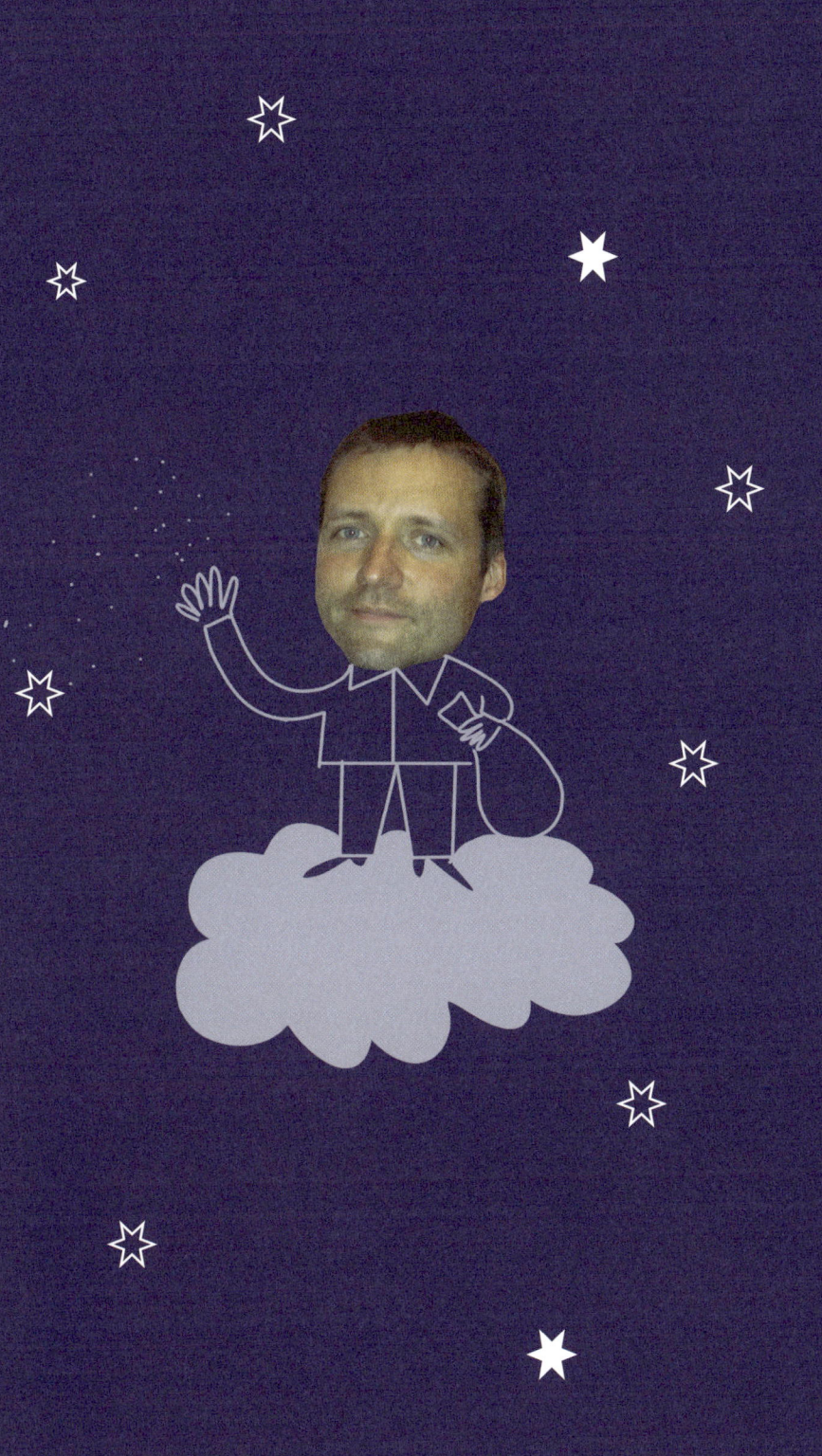

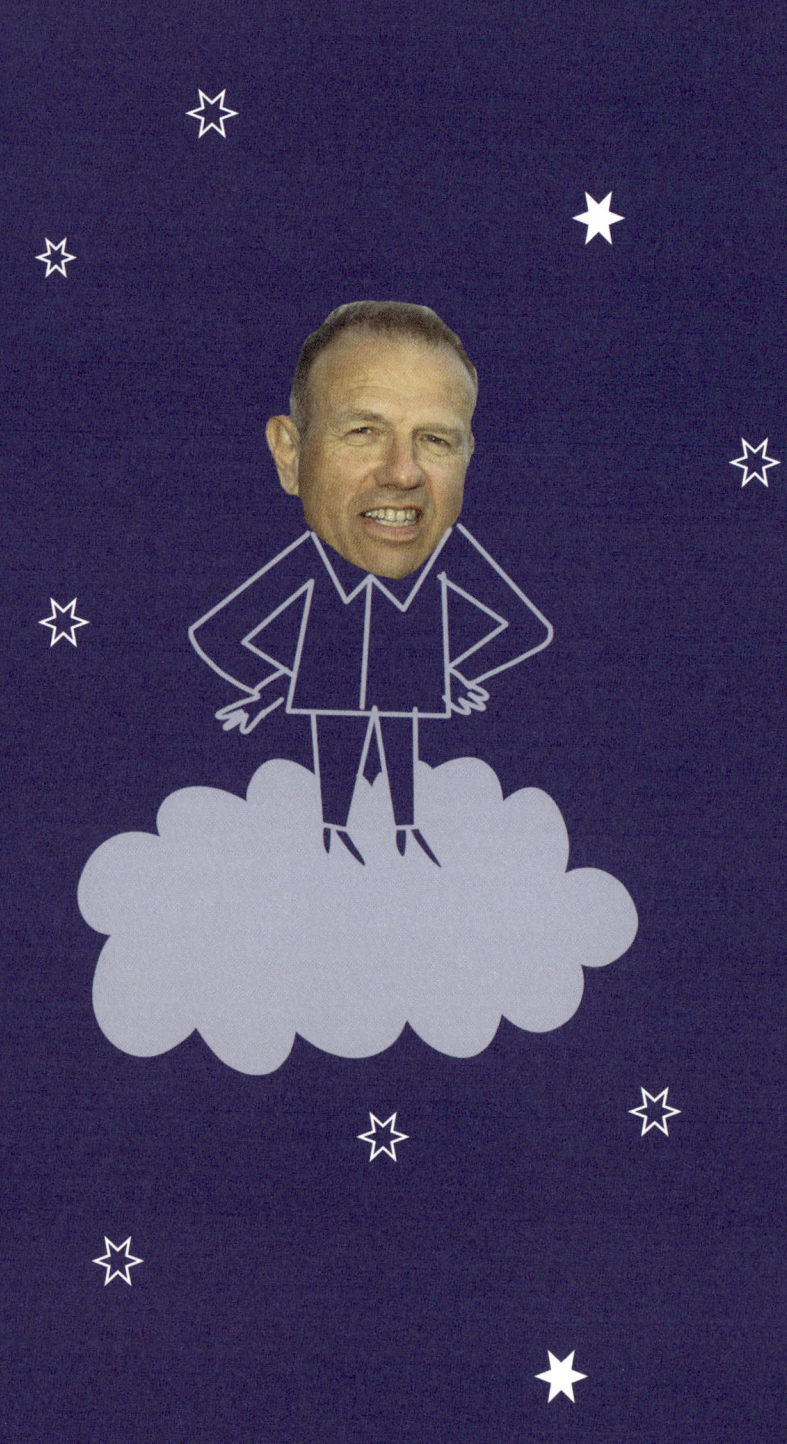

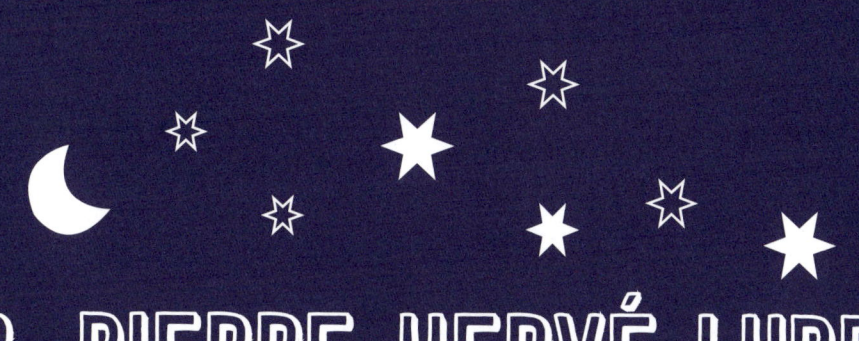

DR. PIERRE-HERVÉ LUPPI

Profil... Verantwortlich für das Netzwerk SLEEP im Forschungszentrum der Neurowissenschaften von Lyon Inserm. Pierre-Hervé Luppi arbeitet an der Entschlüsselung neuronaler Mechanismen, forscht zu Neurotransmittern und den an der Regulierung des Wach-/Schlaf-Zyklus verantwortlichen zerebralen Strukturen. Er hat ein ausgeprägtes Interesse am REM-Schlaf, in dem wir träumen. Chronische Schlaflosigkeit oder eine Schlafeinschränkung haben unheilvolle Effekte auf Stimmung und Stoffwechsel, sie verringern kognitive und physische Leistungsfähigkeit und haben grundlegenden Einfluss auf die Lebensqualität. Entschlüsselt und vergleicht man die neurobiologischen Mechanismen bei unterschiedlichen Lebewesen, bekommt man ein Verständnis für die normale zerebrale Funktionsweise, aber auch für die Ätiologie des Leidens, die den Schlaf wie auch Apnoe, Narkolepsie oder anormale Verhaltensweisen im REM-Schlaf beeinflusst. Letztere sind Vorstufen neurodegenerativer Erkrankungen wie Parkinson.

WIE SCHLAFT IHR EIGENTLICH?

Nur zum Spaß habe ich bei einem Treffen mit Freunden die banale Frage in den Raum geworfen: »Nebenbei gefragt, wie schlaft ihr eigentlich?« Zuerst herrschte Verunsicherung, doch dann kamen ganz unterschiedliche Reaktionen, die ich natürlich analysiert habe:

• **Merkwürdige Frage!** Das sagen diejenigen, die gut schlafen. Wer gut schläft, stellt sich diese Frage nicht. Man schläft eben! Ohne es zu wissen, machen sie das, was alle Schlafexperten raten, ob sie nun fünf oder zehn Stunden schlafen: Diese Menschen schlafen gut und wachen fit auf, sind deshalb tagsüber nicht schläfrig und haben keine Müdigkeitsattacken, Konzentrationsabfälle oder Gedächtnisstörungen.

• **Diejenigen, die verlegen scheinen** und ganz diskret ihren Ehepartner unter dem Tisch mit den Fuß anstoßen, damit dieser schweigt. Schlafen ist etwas Intimes und gehört nicht in die Öffentlichkeit.

• **Diejenigen, die sagen: »Sprich bloß nicht darüber!«**

• **Diejenigen, bei denen der Ehepartner ausruft: »Ich bitte dich, mach irgendwas, er schläft so schlecht und hindert auch mich daran, gut zu schlafen.«**

An die Ersten, die behaupten, keine Probleme zu haben (und die damit meinen Beruf ruinieren!), werde ich nicht mehr das Wort richten!

Im Gegensatz dazu werde ich diejenigen, die in die zweite, dritte und vierte Kategorie fallen – ich denke dabei an die Einstufung des ISI (siehe Seite 24/25) – diskret befragen und automatisch nach der Schwere der Schlafproblematik einordnen. Bleiben diejenigen, die mehr als früher schlafen und trotzdem am Tag müde und schläfrig sind. In diesem Fall sage ich ihnen – genauso diskret natürlich –, dass sie das unbedingt im Schlaflabor überprüfen lassen sollten.

Sie werden sich jetzt sicher zweimal überlegen, ob Sie mich wirklich zum Essen einladen wollen ...

INSOMNIA SEVERITY INDEX (ISI)

TEST, ENTWICKELT VON CHARLES MORIN (1993)

Dieser Fragebogen misst die Schwere Ihrer Schlaflosigkeit. Notieren Sie bei allen Fragen die entsprechende Punktzahl Ihrer Antwort. Zählen Sie zum Schluss die Punkte der sieben Fragen zusammen. Mit dem Ergebnis können Sie anhand des Auswertungskastens die Schwere Ihrer Schlafstörung einordnen.

1 / SCHÄTZEN SIE DIE MOMENTANE SCHWERE (LETZTER MONAT) IHRER SCHLAFSCHWIERIGKEITEN EIN.

1A / Schwierigkeiten einzuschlafen
0 = Gar keine   1 = Leichte   2 = Mittlere   3 = Schwere
4 = Sehr schwere

1B / Schwierigkeiten durchzuschlafen
0 = Gar keine   1 = Leichte   2 = Mittlere   3 = Schwere
4 = Sehr schwere

1C / Probleme mit zu frühem Aufwachen am Morgen
0 = Gar keine   1 = Leichte   2 = Mittlere   3 = Schwere
4 = Sehr schwere

2 / WIE ZUFRIEDEN/UNZUFRIEDEN SIND SIE MIT IHREM AUGENBLICKLICHEN SCHLAFMUSTER?

1 = Zufrieden   2 = Eher neutral   3 = Unzufrieden
4 = Sehr unzufrieden

3 / WELCHE STÖRENDEN AUSWIRKUNGEN HABEN IHRER MEINUNG NACH IHRE SCHLAFSCHWIERIGKEITEN AUF IHR WOHLBEFINDEN AM TAG (Z.B. MÜDIGKEIT, KONZENTRATION, ERINNERUNG, STIMMUNG)?

0 = Gar keine   1 = Leichte   2 = Mittlere   3 = Schwere
4 = Sehr schwere

4 / WIE WAHRNEHMBAR SIND IHRE SCHLAFPROBLEME UND DAMIT DIE BEEINTRÄCHTIGUNG AUF IHR LEBEN IHRER MEINUNG NACH FÜR ANDERE?

0 = Gar nicht   1 = Wenig   2 = Mittel   3 = Sehr
4 = Sehr deutlich

5 / WIE BESORGT/BEUNRUHIGT SIND SIE, WAS IHRE MOMENTANEN SCHLAFSCHWIERIGKEITEN ANBETRIFFT?

0 = Gar nicht   1 = Wenig   2 = Mittel   3 = Sehr
4 = Extrem

AUSWERTUNG DES ERGEBNISSES

Die Gesamt-Punktzahl der sieben Fragen liegt zwischen 0 und 28.

0–7 = Klinisch unauffällig

8–14 = Leichte (unterschwellige) Schlaflosigkeit

15–21 = Klinische Schlaflosigkeit (mittelgradig)

22–28 = Klinische Schlaflosigkeit (schwer)

1
GUTER SCHLAF

PST, ICH SCHLAFE ...
GUTE VORAUSSETZUNGEN FÜR TRAUMHAFTEN SCHLAF

Der Mensch ist nicht nur ein Raubtier, er ist auch Beute. Erinnern Sie sich daran, was Ihnen Ihre Ur-, Ur-, Urgroßmutter erzählt hat, als sie mit ihrer Sippe in einer einfachen Hütte – umgeben von Mammuts und Säbelzahntigern – lebte. In der Nacht hatte man kaum Ruhe, denn wenn man schlief, war die Gefahr groß, gebissen zu werden. Niemand, ich sage niemand, kann an einem Ort schlafen, wo er sich nicht absolut sicher fühlt.

Deshalb ist es unerlässlich, dass das Schlafzimmer ein sicherer Platz ist. Einige Frauen etwa bitten ihren Mann, zwischen der Tür und ihnen zu schlafen und so eine Art Schutzwall für ihren Körper zu bilden, sollte jemand einbrechen. Für andere ist das Gegenteil wünschenswert, damit sich zwischen ihnen und der Tür kein Hindernis befindet und sie sich im Fall der Fälle schnell auf- und davonmachen können. Jedem das Seine!

Bevor er in den Schlaf abheben kann, muss der »Flieger« einen inneren (Blutzucker, Hormone usw.) und äußeren Sicherheitscheck machen. Weil diese Sicherheitsparameter routinemäßig bewältigt werden, schlafen die meisten Menschen, vor allem ängstliche, die erste Nacht in einem Hotel, nach einem Umzug, im Krankenhaus usw. schlecht. Wissenschaftler haben für dieses Phänomen eine nette Bezeichnung gefunden: den First-Night-Effekt.

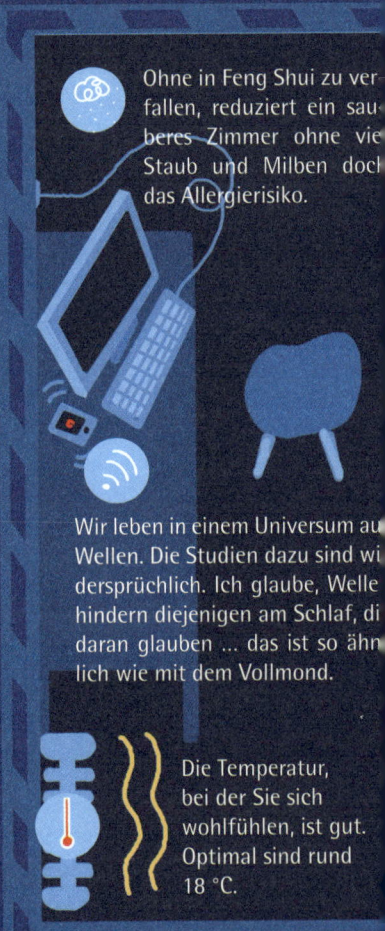

Ohne in Feng Shui zu verfallen, reduziert ein sauberes Zimmer ohne viel Staub und Milben doch das Allergierisiko.

Wir leben in einem Universum aus Wellen. Die Studien dazu sind widersprüchlich. Ich glaube, Wellen hindern diejenigen am Schlaf, die daran glauben ... das ist so ähnlich wie mit dem Vollmond.

Die Temperatur, bei der Sie sich wohlfühlen, ist gut. Optimal sind rund 18 °C.

> ### WELCHE SICHERHEITSPARAMETER GIBT ES?

Ausrichtung und elektromagnetische Felder: Jeder wird Ihnen sagen, dass Sie am besten mit dem Kopf gen Norden schlafen ... oder Osten ... Die Realität ist ganz einfach: Niemand weiß, ob die Ausrichtung von Bedeutung ist. Deshalb ist die Schlussfolgerung auch einfach: Probieren Sie alle Richtungen aus und bleiben Sie bei der, die Ihnen zusagt.

Farbe der Wände: Darüber haben die Chinesen mit ihrem Feng Shui am meisten nachgedacht. Die Farben dürfen nicht aggressiv sein: gebrochenes Weiß, Strohgelb, Hellrosa, Wassergrün, Lachs ... etwas ganz nach Ihrem Geschmack. Auf jeden Fall kein Blau, denn das ist ein Element des Wassers, das im Widerspruch zur Erde steht und nichts im Schlafzimmer verloren hat. Aus dem gleichen Grund sollten sich im Schlafzimmer weder Springbrunnen noch Aquarium befinden. Damit es etwas dynamischer wird, können ein oder zwei Grünpflanzen darin stehen, aber nicht zu nah am Bett. Pflanzen atmen und nehmen den Sauerstoff aus dem Zimmer auf.

Die Schlösser sollten zuverlässig sein ... versuchen Sie mal in einem abgelegenen Haus zu schlafen, wenn Sie nicht sicher sind, ob Sie die Eingangstür abgeschlossen haben oder das Fenster im Erdgeschoss ...

Die Matratze sollte gut sein (und jünger als zehn Jahre) und genau passen. Wenn Sie beim Händler sind, versuchen Sie im Geschäft wenigstens zehn Minuten mehrere Betten auszuprobieren. Der Händler wird darauf eingehen, wenn er ein Profi ist. Vergessen Sie die Mär von harten Matratzen. Eine gute Matratze sollte für Sie bequem sein und damit hat sich's!

Geruch: Möglichst neutral (kein wahrnehmbarer Geruch). Ich bin, was Räucherstäbchen und ätherische Öle betrifft, die manches Mal weniger angenehme Moleküle verbreiten, sehr zögerlich.

Dunkelheit: Um es zu wiederholen, der Komfort zählt. Nichtsdestotrotz reicht schon wenig Licht, um Melatonin zu blockieren. Ein sattes Schwarz ist vorzuziehen, es sei denn, Sie haben Angst davor!

Allein oder zu zweit schlafen? (Ich habe keine wissenschaftliche Meinung!) Mit jemandem, den man liebt, schüttet man bei Berührungen das Glückshormon Oxytocin aus, was gut für den Schlaf ist. Es sei denn, der andere schnarcht, knirscht mit den Zähnen, bewegt sich zu viel oder liest spät im Bett. Kurz gesagt, zu zweit schlafen ist gut, wenn der eine den anderen nicht stört.

VROOUUM

Die Schalldämmung sollte perfekt sein.

RUHE IST GOLD WERT

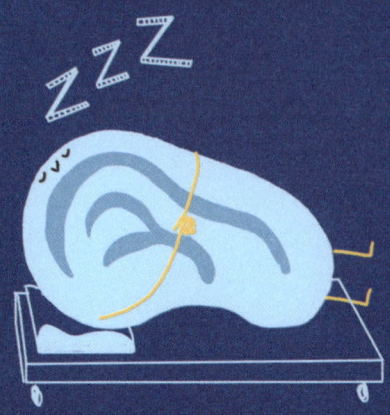

Lärm? Sie können problemlos unweit des Meeres, in der Nähe eines Wasserfalls, am Stadtrand schlafen! Unweit eines Flughafens oder in einem schlecht schallisolierten Haus dagegen ist das ein anderes Paar Schuhe. Alain Muzet (CNRS Straßburg) untersuchte im Schlaflabor gesunde Menschen in absolut schallisolierten Räumen. Er fand heraus, dass Schlafende, die in der Nacht einem diskontinuierlichen Lärm (einem Klicken) ausgesetzt sind, eher zu kardiovaskulären Problemen neigen könnten.

Auch wenn sich nach mehreren Nächten das Gehirn junger, gut schlafender Menschen so daran gewöhnt hat, dass sie nicht mehr davon aufwachen oder Reaktionen im Schlaf zeigen, gewöhnt sich doch das Herz nie daran. Selbst nach einigen Wochen beobachtet man jedes Mal, wenn der Schlafende dem Lärm ausgesetzt wird, eine reflexartige Beschleunigung, gefolgt von einer Verlangsamung der simultanen Herzfrequenz nach kurzer arterieller Hypertonie, gefolgt von einer Hypertension. Im Übrigen ist der mittlere Blutdruck aller Bewohner eines gut isolierten Hauses statistisch betrachtet niedriger als der von Bewohnern lauter Häuser.

Damit will ich nicht sagen, dass man die Personen, die an Bluthochdruck leiden, mit Ohropax® behandeln soll, doch ich denke im Ernst, dass eine Anti-Bluthochdruckbehandlung weniger wirksam wäre, wenn der oder die Betroffene an einem lärmenden Ort schläft (Flughafen, Nähe zu einem Nachtklub). Es wäre besser, wenn Betroffene sich vorsorglich vom Lärm abgrenzen, sei es durch Ohrstöpsel oder durch bessere Fenster usw.

Es ist bewiesen, dass die Lärmaussetzung am Tag, etwa in einer Fabrik, Auswirkungen auf den Schlaf sowie auf den nächtlichen Blutdruck hat. Das lässt sich auch auf Menschen übertragen, die sich neben einem Schnarcher oder einem Zähneknirscher zur Nachtruhe betten.

Es ist eine Binsenwahrheit: Je tiefer man schläft, desto schwerer ist das Erwachen. Das erklärt, warum derselbe Lärm nicht dieselben Folgen hat. In den ersten drei Stunden etwa schlafen wir recht fest und sind deshalb nur schwer zu wecken. Werden wir jedoch brutal geweckt, ist das besonders hart und wir sind verwirrt!

Das erklärt, warum Babys, die gerade im Tiefschlaf sind, selbst bei viel Lärm wie ein Baum schlafen.

 ## DIE BESTEN SCHLAFPOSITIONEN

Einst war es undenkbar, der Länge nach ausgestreckt zu schlafen, denn das war die Position der Toten. Im Liegen zu ruhen, hätte den Tod herausgefordert! Deshalb schlief man sitzend, gestützt von einem Stapel Kissen auf einem sehr kurzen Bett. Unsere Vorfahren waren sicher kleiner als wir heute, aber das war nicht der wichtigste Grund. In einigen Kulturen sperrte man sich, da man in einem einzigen Zimmer lebte, in geschlossene Betten ein, in denen sich die Wärme hielt. Heutzutage wäre es schwer, in einem Bettkasten zu schlafen, auch wenn man nicht gerade an Klaustrophobie leidet.

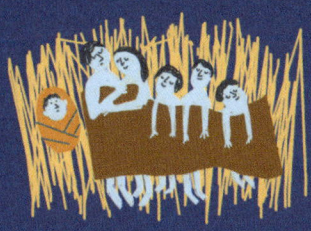 Im Mittelalter schlief man als Paar, meist sogar zu mehreren (bis zu acht) auf einer Strohmatte, bedeckt von einer Daunendecke. In den Gasthäusern war es üblich, Gäste und Reisende im eigenen Bett aufzunehmen. Im Allgemeinen schlief man nackt ...
Der Anstand erforderte es trotzdem, dass man die Arme unbeweglich am Körper hielt.

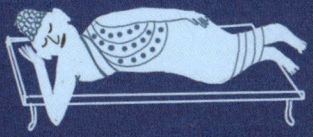 **In China**, ich weiß, das ist eine Obsession, muss man auf der rechten Seite schlafen. Alle liegenden Buddhas werden in dieser Position dargestellt – mit der Hand unter Wange und Ohr.

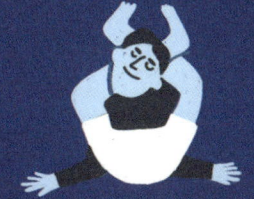 **Heutzutage** gibt es nur eine Empfehlung: »Schlafen Sie in der Haltung, die für Sie am bequemsten ist.« ... Es sei denn, auf dem Rücken liegend schnarcht man oder leidet an Apnoe.

Dann verwendet man Vorrichtungen, die das Schlafen auf der Seite erfordern. Nicht so in China, wenn man angeklagt und inhaftiert wurde. Dann wird man in eine Zelle gesteckt, wo man gehört wird. Wer schnarcht, schläft den Schlaf des Gerechten und wird sofort auf freien Fuß gesetzt.

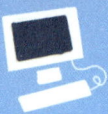

MONITORE UND DIE FOLGEN FÜR GEHIRN UND SCHLAF

Jedes Mal, wenn wir uns im Dunkeln befinden, beginnt unser Gehirn oder vielmehr unsere innere Uhr, auch Zirbeldrüse genannt, damit, ein Neurohormon auszuschütten, das sogenannte Melatonin. Dieses sagt unserem Organismus, dass er bald schlafen kann.
Am Morgen blockiert das Licht die weitere Produktion von Melatonin – wir werden wach. Aber ich warne Sie! Es ist nicht irgendein Licht, dass Melatonin blockiert, es ist das hellweiße Licht, insbesondere das blaue. Das große Problem: Monitore wie die von Computern, Tablets, hinterleuchteten E-Book-Readern und Smartphones verstreuen sehr viel blaues Licht. Zudem muss man sie aus der Nähe betrachten, im Gegensatz zum Fernseher, der etwas weniger blaues Licht abgibt und auf den man aus 3 m Entfernung blickt. Also: Verbieten Sie nach dem Abendessen das Sitzen vor Monitoren. Ich weiß, das kann bei Kindern hart sein - und noch schlimmer ist es für Erwachsene!

AUFS AUFWACHEN VORBEREITEN

Wer Evolutionist (wie ich) oder Kreationist ist, denkt vielleicht, dass der Mensch dafür gemacht wurde, um nach dem Rhythmus der Sonne zu schlafen: Man legt sich gemeinsam mit ihr hin und steht mit ihr wieder auf. Es war notwendig, dass der Mensch das Feuer und dann das elektrische Licht erfand, damit wir uns vom Tagesgestirn trennen konnten. Aber auch wenn wir dem zirkadianen Rhythmus, also dem natürlichen, nicht mehr folgen, müssen wir sanft aus dem Schlaf erwachen, wenn wir nicht mit dem falschen Fuß aufstehen und unser Leben und das der anderen verpfuschen wollen.

Was ich schreibe, gilt nur für Eulen-Menschen, die morgens einen Wecker brauchen. Sogenannte Lerchen sind meist sofort nach frühem und spontanem Aufwachen fit, und sie brauchen so ein Folterinstrument nicht. Menschen, die weder Eulen noch Lerchen sind, verwenden meist nur einen Wecker, wenn sie zu einem Zeitpunkt aufstehen müssen, der nicht ihrem natürlichen Rhythmus entspricht – besser ist besser. Mit diesen einfachen Prinzipien im Blick haben einige Hersteller Geräte konstruiert, die künstliches Morgengrauen simulieren. 30 bis 60 Minuten vor der Aufwachzeit beginnt die Lampe sanft schrittweise zu leuchten, ohne den Schlafenden aufzuwecken, doch durch die geschlossenen Augenlider wird unserem Gehirn signalisiert, dass es bald Zeit zum Aufstehen ist. Infolgedessen setzt es Aufwachmoleküle frei, die für geistige sowie körperliche Fitness und gute Laune (Noradrenalin, Cortisol, Schilddrüsenhormone usw.) sorgen. Es wird also dafür gesorgt, dass der schicksalhafte Moment des Erwachens durch ein Licht in Gang gesetzt und durch sanftes Vogelgezwitscher begleitet ein überaus glücklicher Moment ist!

Heute ist der Schlaf ein Markt und es gibt eine Vielzahl von Geräten, die wissen, wie man schläft und die den Schlaf verbessern wollen.

Wie schlafe ich?
Das ist ein bisschen wie bei Schrittzählern, die mir anzeigen, wie viele Schritte ich gemacht habe. Mir persönlich ist das egal, denn was meinen Schlaf betrifft, weiß ich sehr wohl, wie dieser ist, aber andere möchten es vielleicht genauer wissen – wissenschaftlich und quantitativ! Jedem das Seine! Viele Systeme wie etwa Armbanduhren oder bestimmte Telefone (Vorsicht mit den Wellen nah am Gehirn und das potenzielle Risiko für Krebs im Gehirn) ermöglichen mehr oder weniger zuverlässig das Sammeln dieser Daten.

Wie kann man seinen Schlaf verbessern und besser durchschlafen?
Um es noch einmal zu sagen: Es gibt viele Geräte ... Sie haben die Wahl, je nach Geschmack und Geldbeutel.

2
WAS IST SCHLAF EIGENTLICH?

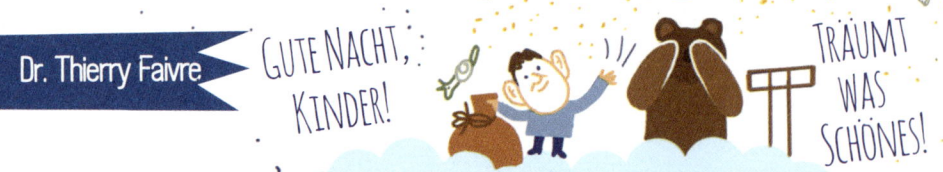

Dr. Thierry Faivre

GUTE NACHT, KINDER!

TRÄUMT WAS SCHÖNES!

Das ist eine umfassende Frage, auf die wir am liebsten eine einfache Antwort hätten. Sie erfordert jedoch komplexe Antworten. In der Sprache des heiligen Augustinus, der sich gefragt hat: »Was ist also die Zeit? Wenn mich niemand darüber fragt, so weiß ich es; wenn ich es aber jemandem auf seine Frage erklären möchte, so weiß ich es nicht«, ist der Schlaf ein Zustand, der sich schwer definieren lässt. Ja, wir schlafen jeden Tag. Der Schlaf ist uns vertraut, aber trotzdem hinterfragen wir ihn seit Jahrzehnten und seit Menschengedenken. Ohne die Natur und die Bedeutung des Traumes zu berücksichtigen, stellt sich die Frage: »Träumen wir, wenn wir denken zu erwachen und umgekehrt?«

Eine weniger komplexe Antwort über die Natur des Schlafes lautet, dass es sich um ein primäres Bedürfnis handelt, das sich durch einen Verlust des obligatorischen Bewusstseins äußert; das allerdings geschieht freiwillig, vorübergehend, von begrenzter Dauer und ereignet sich zyklisch (Wach-Schlaf-Rhythmus). Schließlich ist er leicht umkehrbar. Um es kurz zu machen, schlussendlich ist es nicht wirklich einfach ... Nehmen wir also die Dinge vom Anfang wieder auf.

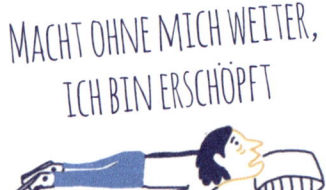

MACHT OHNE MICH WEITER, ICH BIN ERSCHÖPFT

• PRIMÄRBEDÜRFNIS

Lange können wir uns der Notwendigkeit zu schlafen nicht entziehen. Wenn wir am Schlaf gehindert werden, leiden wir genauso wie bei Hunger und Durst.

• VERLUST DES OBLIGATORISCHEN BEWUSSTSEINS

Das ist das Gegenstück zum Konzept des Primärbedürfnisses. Ob wir es wollen oder nicht, und Pech für diejenigen, die es für Zeitverschwendung halten, es kommt der Augenblick, wo wir dem Schlaf nicht mehr widerstehen können, falls wir versuchen den Zustand des Wachseins auszudehnen. Der absolute wissenschaftlich anerkannte Rekord wird von Randy Gardner (siehe unten) gehalten.

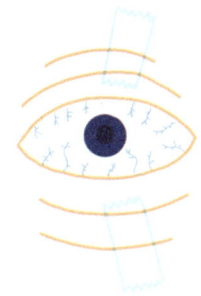

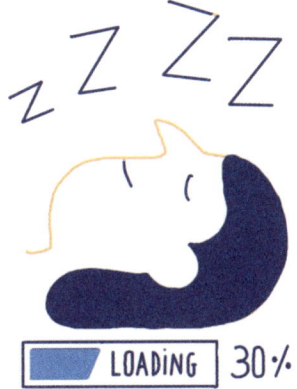

• VORÜBERGEHEND UND BEGRENZT

Es ist schwerer, seine Schlafenszeit auszudehnen als sie einzuschränken. Hat man sein Bedürfnis nach Schlaf befriedigt, wird man wach (ob man nun will oder nicht). Wenn Sie beispielsweise acht Stunden Schlaf täglich brauchen, stellen Sie sich vor, Sie liegen 14 Stunden: Ohne Schlafmanko (was heute üblich ist), ohne krank zu sein oder Beruhigungsmittel geschluckt zu haben. Sie können diese Stunden nicht schlafen. Sie schlafen in einem Stück oder in mehreren Sequenzen, doch insgesamt acht Stunden.

• EREIGNET SICH AUF ZYKLISCHE ART (DURCH EINEN ZEITGEBUNDENEN RHYTHMUS)

Obwohl diese Art nicht universell ist (einige Stämme Papuas schlafen mehrphasig – das heißt, innerhalb von 24 Stunden in mehreren Stücken und nicht die Nacht hindurch), findet der wichtigste (wenn nicht einzige) Teil des Schlafes in der Nacht statt, und das auch, weil Mutter Natur nicht vorhatte, uns die Augen einer Katze oder den Bart von Ratten zu geben. Der Schlaf ist also Teil eines Rhythmus, des Wach-Schlaf-Rhythmus und wechselt sich normalerweise harmonisch ab mit Phasen der Wachheit.

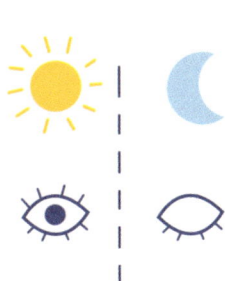

Die komplexe Antwort, mit deren Skizzierung wir uns hier zufrieden geben, verweist auf den Begriff des Bewusstseins, eine schwer zu definierende Erfahrung (dafür benötigt man viele Gehirnwindungen), mit der Philosophen sich seit der griechischen Antike beschäftigen. Der berühmte Ausspruch von Descartes: »Ich denke, also bin ich«, wirft die Frage auf, ob das Ich weiter existiert oder nicht, wenn man schläft. Wenn man sich auf dieses Terrain begibt, wird die Sache sehr komplex, und am Ende sind wir in Sachen Definition von Schlaf nicht weitergekommen. Nehmen wir also ein Aspirin® und kommen wir zurück zu sachlicheren Dingen.

Lange Zeit glaubte man, der Schlaf sei ein passiver Zustand, der sich manifestierte, wenn man nicht erwachte. Die seit den 1950ern – die Geburt dessen, was man »moderne Schlafmedizin« nennt – geführten Untersuchungen verdeutlichten jedoch, dass der Schlaf ein aktiver Zustand ist. Zugegeben, um zu schlafen, muss der Wachzustand aufhören. Der Schlaf existiert allerdings nur dank bestimmter Gehirnregionen, die dabei aktiv sind (im Wachzustand sind diese inaktiv).

Mangels Verständnisses dafür, wozu der Schlaf dient, wollen wir wenigstens zu erklären versuchen, was er ist.

SCHLAFFORSCHER

Bis zur Erfindung der Elektroenzephalographie (EEG, misst die elektrische Aktivität in Hirnregionen mittels Elektroden am Kopf), die erstmals 1924 von Hans Berger beim Menschen durchgeführt wurde, konnte man die Tiefe des Schlafes empirisch nicht messen. Man wusste, dass es Momente gab, in denen er leicht war (der Schlafende konnte durch Klangstimulation oder sanfte Berührungen leicht geweckt werden) und andere Momente, in denen der Schlaf tief war (um zu erwachen, musste der Schlafende stark stimuliert werden). Der französische Psychologe Henri Piéron hatte den Schlaf zuvor mit fünf Kriterien umschrieben: (1) Der Schlaf findet an einem bestimmten Ort statt, (2) in einer bestimmten Haltung, (3) in einem Zustand physischer Ruhe, (4) mit einer Schwelle zum Erwachen und (5) einem schnellen Übergang vom Schlaf zum Erwachen.

Der Amerikaner Alfred Lee Loomis war der Erste, der 1935 während des Schlafes ein EEG aufzeichnete. Er legte vier Schlafstadien in Abhängigkeit von der Schlaftiefe fest.

Anfang der 1950er-Jahre konnten die amerikanischen Mediziner Eugene Aserinsky und Nathaniel Kleitman mithilfe von Aufzeichnungen an ihren eigenen Kindern die Evidenz wiederkehrender Phasen ermitteln, in denen die Augen sich schnell bewegten. Während der Schlafende einerseits tief schläft, ähnelt die Hirnaktivität der von Stadium 1, der Einschlafphase. Sie nannten dies Rapid-Eye-Movement-Schlaf (REM), d. h. »Schlaf mit schnellen Augenbewegungen«. Zudem bemerkten sie, dass während dieser Phasen der Körper des Schlafenden regungslos, der Tonus der quergestreiften Muskeln (Muskeln, die man bewusst bewegen kann) herabgesetzt war. Einer ihrer Schüler, William C. Dement, brachte die zyklische Natur des Wach-Schlaf-Übergangs bei der Katze ins Spiel und entdeckte, dass ein anderer französischer Forscher, Michel Jouvet, eine ähnliche Entdeckung beim selben Tier gemacht hatte. Jouvet war beeindruckt davon, dass die Katze trotz schneller elektrischer Aktivität in der Großhirnrinde tief schläft (wie beim Erwachen). Er nannte es paradoxen Schlaf (SP). Der Vergleich ihrer Arbeit bestätigte, dass sie ein und denselben Zustand beschrieben hatten, der neben dem Wachsein und den vier Stadien des beschriebenen Tiefschlafs zum fünften Wachzustand wurde.

Erfahrungen bestätigen, dass es eine intensive Traum-Aktivität während des SP gibt, sodass Michel Jouvet SP und Traum assimilierte. Später sollten andere Untersuchungen zeigen, dass wir in allen Stadien träumen, die Traumaktivität im SP allerdings besonders hoch, intensiv und phantasmagorisch ist.

Diese Untersuchungen bei Mensch und Tier gelten als der Beginn der modernen Schlafmedizin.

DIE STRUKTUR DES SCHLAFES

Der Schlaf lässt sich heute am besten mittels polysomnographischer Aufzeichnung erklären. Mithilfe von Elektroden auf der Haut lassen sich kontinuierlich EEG, EOG (Elektrookulogramm) und EMG (Elektromyogramm) aufzeichnen. Diese geben die äußerst schwache elektrische Spannung wieder, die Neuronen (Gehirnzellen), Augen und Muskeln produzieren. Dieser Strom wird durch einen Computer verstärkt und aufgezeichnet. Die so gesammelten Daten werden von einem Techniker analysiert, der die Schlafstadien bestimmt und ein Schlafprofil oder Hypnogramm erstellt.

DIE STADIEN DER VIGILANZ

Im wachen Zustand ist die EEG-Aktivität schnell mit schwacher Amplitude. Wenn Sie Ihre Augen schließen, würde der EEG-Rhythmus regelmäßig aus 7–12 Zyklen pro Sekunde (Hertz, Hz) bestehen. Er wird auch »Alpha-Rhythmus« genannt. Ihr Muskeltonus bleibt bestehen, und Sie stellen viele Augenbewegungen fest (die nebenbei gesagt eine charakteristische Form bilden). Auf dem EEG erkennt man zudem viele störende Bewegungen und Muskel-Aktivitäten.

Wenn Sie einschlummern, handelt es sich um das Stadium 1, das in der Praxis der Einschlafphase entspricht. Die EEG-Aktivität verlangsamt sich und ein Theta-Rhythmus wird erkennbar (4–7 Hz). Ihre Augen bewegen sich langsam und regelmäßig, normalerweise von rechts nach links und umgekehrt. Ihre Muskelaktivität wird schwächer. Wenn alles gut läuft, schlafen Sie tief ein und gelangen in das Stadium 2, in dem typische Schlaf-Hirnwellen auftreten, die ein Spindelmuster von 12,5 bis 16 Hz bilden. Die Spindelform erinnert an die Textilindustrie (daher der Name). Daneben treten sogenannte K-Komplexe auf, große mehrphasige Hochamplituden-Wellen mit spannungshohen Mustern. Eine Augenbewegung gibt es jetzt nicht mehr und Ihr Muskeltonus ist nach wie vor schwach ausgeprägt.

Wenn Sie nicht gestört werden, fallen Sie jetzt in den Tiefschlaf bzw. in das Stadium 3. Große, langsame Wellen erscheinen jetzt, die als

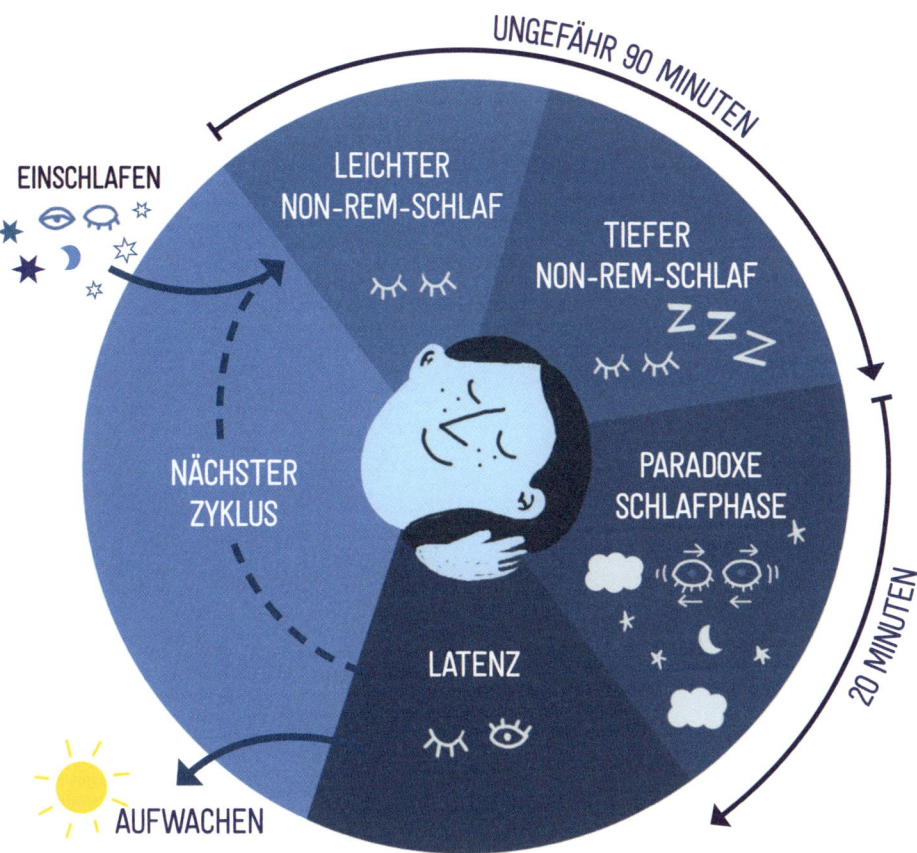

Delta-Rhythmus bezeichnet werden (von 0,5–4 Hz). Auch hier gibt es keine Augenbewegung und Ihr Muskeltonus ist schwach (aber noch vorhanden).

Schließlich gelangen Sie nach einem kurzen Abstecher zurück in das Stadium 2 in den paradoxen Schlaf. Das EEG ähnelt dem von Stadium 1, geradezu dem des Aufwachens, während sich die Augen schnell bewegen und die Muskelaktivität außer Gefecht gesetzt ist. Diese Phase kommt während des Schlafens zyklisch vor, ungefähr einmal alle 90 Minuten (im Durchschnitt), wobei die Dauer der einzelnen Episoden von Zyklus zu Zyklus schrittweise steigt. Am Ende der Nacht kann er leicht 30 Minuten oder mehr dauern.

Ein Schlafzyklus besteht zuerst aus einem mehr oder weniger tiefen NON-REM-Schlaf, auf den die paradoxe Schlafphase folgt (REM-Schlaf). Je nach Dauer der Zyklen (je nach Mensch unterschiedlich, sie können aber auch in derselben Nacht bei einem Menschen schwanken) zählt man meist zwei bis fünf Phasen. Ein Zyklus dauert im Durchschnitt 90 Minuten, und die Minimal- und Maximalwerte pendeln zwischen 60 und 120 Minuten. Nur die polysomnographische Aufzeichnung zeigt auf, wie lange die einzelnen Zyklen dauern.

Die Phasen N1, N2 und N3 fallen in den sogenannten NON-REM-Schlaf. Der Buchstabe N rührt her von der angelsächsischen Bezeichnung für NON-REM-Schlaf. Dieser wird definiert durch die Tatsache, dass es sich hierbei nicht um einen paradoxen Schlaf (REM-Schlaf, Traumschlaf) handelt. Die beiden ersten Phasen (N1 und N2) umfassen den leichten Schlaf, und N3, wie bereits beschrieben, den tieferen Schlaf.

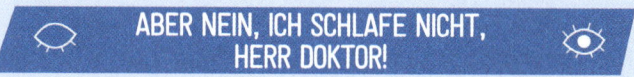

ABER NEIN, ICH SCHLAFE NICHT, HERR DOKTOR!

Manchmal fragen Menschen, ob das Risiko besteht, dass ihr Schlaf fehlinterpretiert wird. Meist sind es die an Schlaflosigkeit Leidenden, die befürchten, dass die Momente, in denen sie bewegungslos auf den Schlaf warten, bereits als Schlaf gedeutet werden könnten. Dank EEG, EOG und EMG ist ein derartiger Fehler nicht möglich, zumindest nicht bei einem Techniker und einem erfahrenen Mediziner (Anfänger verwechseln oft Aufwachen und paradoxen Schlaf, aber mit ein wenig Praxis trennen sie das mit links).

Die automatische Analyse der Aufzeichnung schließt Fehlerquellen aus. Mehrere Ingenieure haben sich mit der Interpretation der Signale beschäftigt, doch bis heute ist das menschliche Auge und Gehirn unabdingbar, um die Schlafalgorithmen zu lesen und zu deuten. Mit weiteren Informatikkenntnissen wird es in der Zukunft wahrscheinlich sein, dass sich das ändert; dadurch bleibt mehr Zeit für andere Aufgaben, denn die Lektüre eines nächtlichen Schlafmusters dauert 15 bis 45 Minuten. Dazu kommen die Atmungssignale. Denn im Allgemeinen untersucht man zugleich Anomalien bei der Atmung, etwa bei der Schlaf-Apnoe.

Berücksichtigt man, dass es neben der Polysomnographie weitere objektive Mittel gibt, den Schlaf zu untersuchen, bleibt diese doch die umfassendste Methode. Insbesondere die Aktigraphie (Messung der Aktivität), bei der über mehrere Tage oder sogar Wochen die Daten mittels eines streichholzschachtelgroßen Gerätes am Handgelenk erfasst werden, liefert Messdaten über Bewegung. Das Gerät stellt ein Aktigramm her, das die aktiven Phasen und die Ruhephasen erfasst, die indirekt den Wach-Schlaf-Rhythmus beeinflussen.

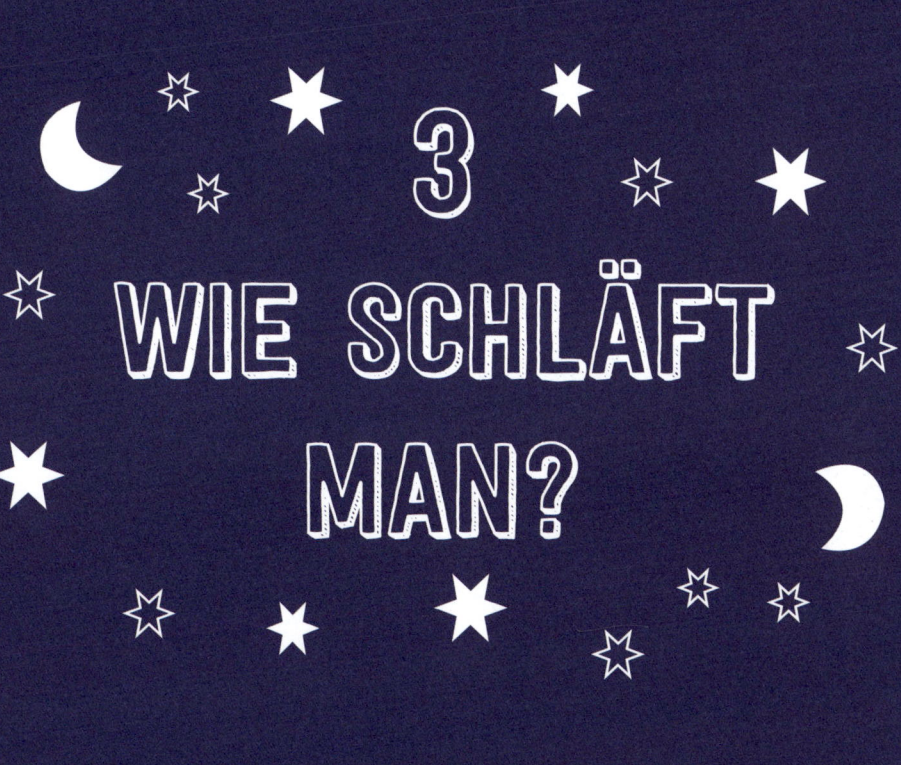

3
WIE SCHLÄFT
MAN?

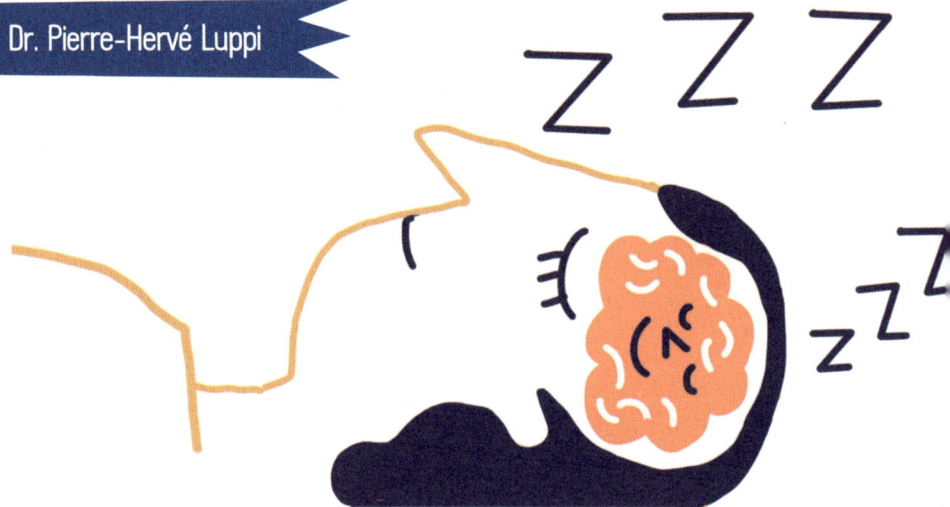

Dr. Pierre-Hervé Luppi

Die drei Hauptzustände des Gehirns – Wachsein, NON-REM-Schlaf und paradoxer Schlaf – hängen von vielen zerebralen Strukturen ab. Die vielen seit mehr als 50 Jahren durchgeführten Untersuchungen erlauben es uns, einen Teil dieses Puzzles zu verstehen. Die Identifizierung von Induktor-Neuronen, die im Schlaf aktiv und im Wachzustand inaktiv sind, bleibt eine der großen Herausforderungen der Hirnforschung. Eine Vielzahl von Arbeiten erlaubt es nichtsdestotrotz, mehrere miteinander vernetzte Neuronen-Populationen zu lokalisieren, die eine Schlüsselrolle spielen.

WAS BEDEUTET WACHSEIN GENAU?

Wenn Sie wach sind, ist die Großhirnrinde (Kortex) aktiv (ja, selbst wenn Sie zusammengesunken im Sitz eines Zuges Fernsehen schauen ... schließlich kostet selbst das gewisse Kraft!). Aber nicht nur das Gehirn ist geschäftig – Ihre Muskeln sind ebenfalls aktiv, ohne dass Sie das wirklich spüren (das ist der Muskeltonus). Punktuell bitten Sie sie um mehr (phasische Aktivität), etwa wenn Sie entscheiden, sich aus dem Sitz zu erheben ...

Forscher haben Folgen von Schädigungen in den lokalisierten Hirnzonen näher untersucht. Was haben sie entdeckt? Dass das Wachsein der Arbeit mehrerer Neuronensysteme geschuldet ist, die zwischen der Medulla oblongata und dem Telencephalon liegen. Achtung, jetzt wird`s kompliziert! Hier betreten wir das Herzstück einer Disziplin, die sich im Aufschwung befindet: die Neurowissenschaften.

Es existieren also Wachsysteme, deren Charakteristika sich zum Teil überschneiden. Ihre Neuronen zum Beispiel sind mit dem gesamten Kortex verlinkt, entweder direkt oder indirekt. Die meisten Wachsysteme sind miteinander verbunden; ja, man könnte sagen, sie arbeiten Hand in Hand. Alle sind ausschließlich im Wachzustand aktiv, abgesehen von den cholinergen Neuronen, die im Wachzustand und im paradoxen Schlaf aktiv sind.

WACHSYSTEME

Hier die bis heute bekannten in der Reihenfolge ihrer Entdeckung:
- noradrenerge und serotoninerge Neuronen
- cholinerge Neuronen
- histaminerge Neuronen
- glutaminerge Neuronen
- Neuronen des Hypocretin-/Orexin-Systems

Nichts liegt mir ferner, als dass Sie sich im Labyrinth neuronaler Verbindungen verirren. Merken Sie sich einfach, dass diese Neuronen mit den Sinnes- und inneren Organen verbunden sind, die zur Aufrechterhaltung des Wachzustandes beitragen. Anders ausgedrückt: Ihr ganzer Körper arbeitet.

Keines der oben genannten Systeme ist für sich bei der Aufrechterhaltung der Aktivierung des Kortex unabhängig.

Die laufenden Forschungen verdeutlichen, dass jedes Wachsystem eine besondere Aufgabe hat. Die noradrenergen Neuronen etwa werden aktiv, wenn Sie einem neuen Reiz ausgesetzt werden: Sie spielen also eine Wächterrolle. Die Neuronen des Hypocretin-Systems erhöhen ihre Aktivität, wenn die Rate der zerebralen Glukose sinkt: Sie könnten also eine Schlüsselfunktion in der Medikamentenforschung haben.

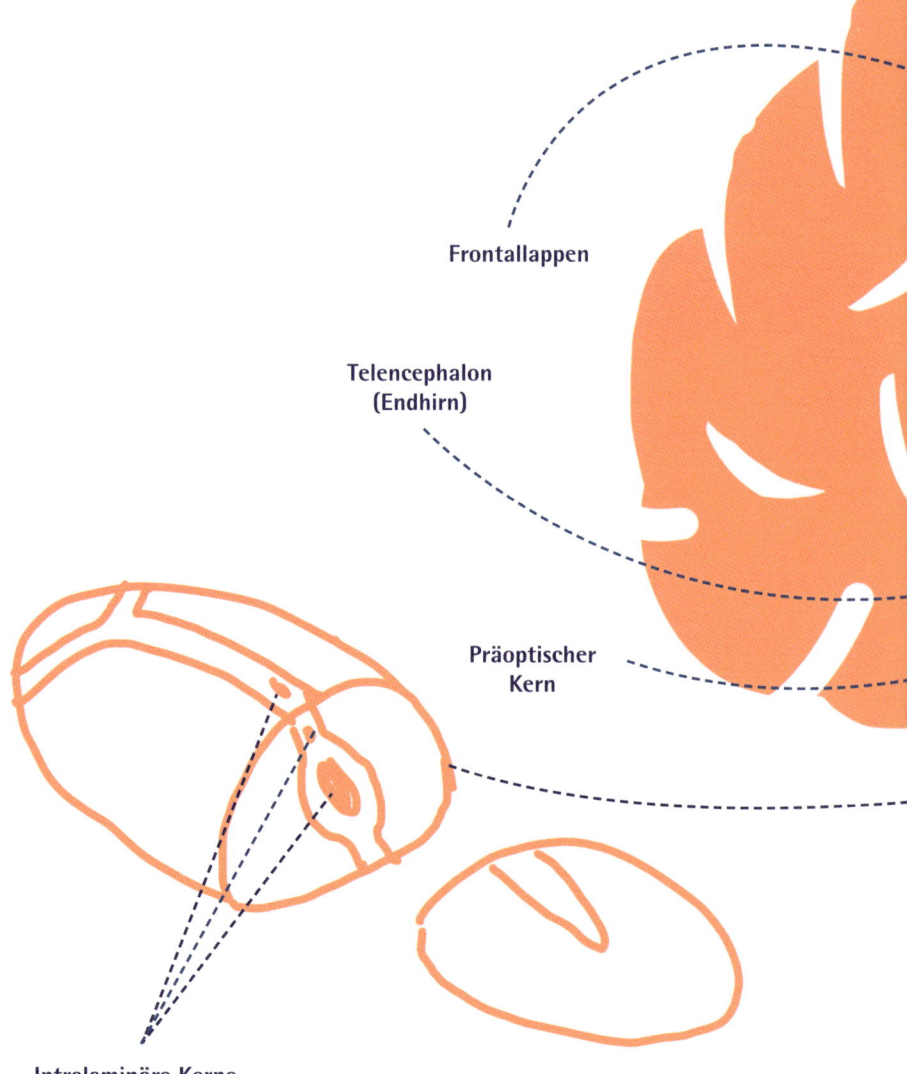

Frontallappen

**Telencephalon
(Endhirn)**

**Präoptischer
Kern**

Intralaminäre Kerne

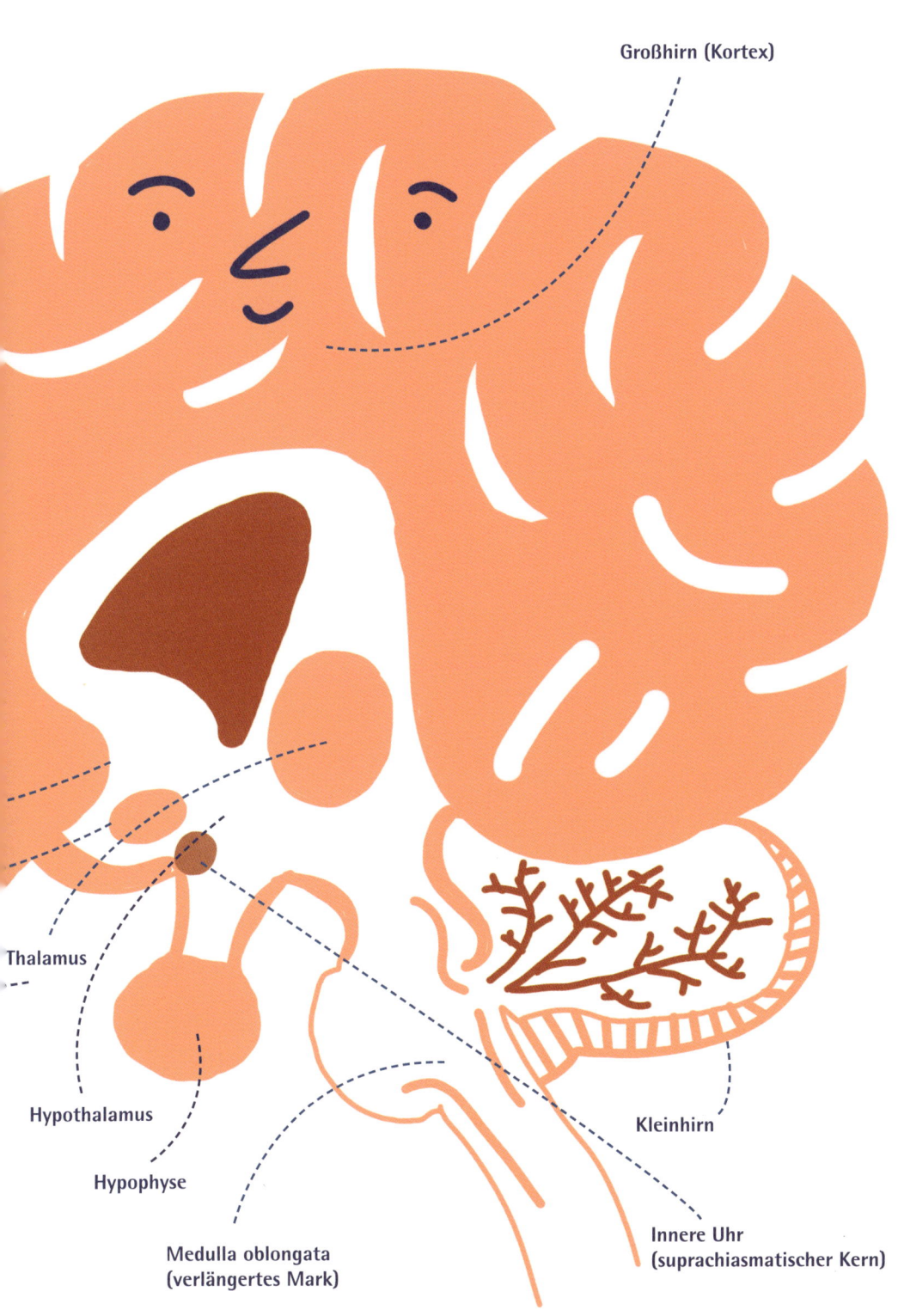

Großhirn (Kortex)

Thalamus

Hypothalamus

Hypophyse

Medulla oblongata
(verlängertes Mark)

Kleinhirn

Innere Uhr
(suprachiasmatischer Kern)

WIE KOMMT ES ZUM NON-REM-SCHLAF?

Sowohl die Leicht- als auch die Tiefschlafphase fallen in die sogenannte Gruppe des NON-REM-Schlafs. Beim Menschen ist die Leichtschlafphase auf dem Elektroenzephalogramm (EEG) deutlich durch die Anwesenheit der Spindeln und des K-Komplexes zu erkennen, die Tiefschlafphase durch die Anwesenheit der Delta-Wellen.

Die Spindeln zwischen 12 und 14 Hz kommen durch eine Sperre sensorischer Informationen zum Ausdruck, die im Verlaufe dieser Schlafphase das Gehirn erreicht. Deshalb weckt ein leichtes Geräusch Sie auch nicht auf.

Der Neokortex ist der am höchsten entwickelte Teil unseres Gehirns: Er ist Träger unseres Bewusstseins. Er ist es auch, der die Chefrolle im Orchester spielt. Er synchronisiert es auf einen Rhythmus langsamer elektrischer Aktivität, die sich in kortikalen und thalamicalen Strukturen niederschlägt.

Ein anderer interessanter Bereich ist der präoptische Kern, der die spezifischen aktiven Neuronen während des NON-REM-Schlafs miteinander verlinkt. Es hat sich gezeigt, dass die laterale präoptische Region und ganz besonders der ventrale Teil (der präoptische ventrolaterale Kern) die meisten Neuronen enthält, die sogenannten GABAergen Neuronen, verantwortlich für die ersten Momente des NON-REM-Schlafs.

Um das Ganze zu vereinfachen: Die Axone (Fortsätze) dieser Neuronen sind auf die Strukturen ausgerichtet, die für den Wachzustand verantwortlich sind. Sie spielen also mit den fürs Wachsein verantwortlichen Neuronen. Ein bisschen so wie bei einem Abzählreim wechseln sie ihre Aktionen ab; deshalb erleben wir einen wachen Zustand und den des Schlafs.

KAFFEE HINDERT AM SCHLAF, DAS IST NEURONAL!

Am Übergang vom Wachsein zum Schlaf ist zum Teil das Adenosin aus der Familie der Nukleoside beteiligt. Nun, das Koffein im Kaffee oder Tee und das Tein sind Substanzen, die das Adenosin blockieren: sie sind für ihren wach machenden Effekt bekannt. Im Verlauf des Wachzustandes sammelt sich Adenosin sukzessive im Kortex und im Telencephalon an. Das bewirkt eine schrittweise nachlassende Aktivität der cholinergen Neuronen, die einen Beitrag zum Einschlafen und zur Aufrechterhaltung des Schlafes leisten.

UNSERE INNERE UHR

Unsere innere biologische Uhr ist der suprachiasmatische Kern. Er hat die Aufgabe, unsere biologischen Rhythmen mit dem Tag-Nacht-Zyklus zu synchronisieren. Mit dem Nobelpreis für Medizin 2017 an drei amerikanische Forscher beginnen wir langsam zu verstehen, was es mit unserer Master-Clock auf sich hat. Sie lieferten den Beweis für komplexe molekulare Mechanismen von Zellen in diesem Kern. Beteiligt daran sind zweifellos Hormone und Neuronen. Die hormonelle Aktivität wurde durch Verpflanzungsexperimente mit dem isolierten suprachiasmatischen Kern (der so Informationen via Axone weder empfangen noch versenden konnte) bewiesen: Trotz allem konnte man sehen, wie eine rhythmische Aktivität wieder aufgenommen wurde. Was die neuronale Aktivität anbetrifft, weiß man, dass es Projektionen des suprachiasmatischen Kerns auf den ventrolateralen präoptischen Kern gibt und indirekt auf die fürs Wachsein verantwortlichen Strukturen.

Die Neuronen des suprachiasmatischen Kerns sind nur am Tag aktiv.

Dies geschieht über einen erregenden Weg über die Netzhaut. Über das Licht wird der Kern informiert, dass Tag ist, oder, wenn dieser Reiz fehlt, dass Nacht ist. Während der Tageszeit erregen die Neuronen des suprachiasmatischen Kerns die Neuronen des Wachsystems und hemmen die des Schlafes.

 ## UND WIE KOMMT ES ZUM PARADOXEN SCHLAF?

Die Entdeckung des paradoxen Schlafs bei einer Katze, bei der der vordere Teil des Gehirns entfernt wurde oder bei einem Nagetier, bei dem ein Nervenstrang im Gehirn durchtrennt wurde, hat seit den 1960ern bewiesen, dass die notwendigen und erforderlichen Strukturen für die Genese des paradoxen Schlafs im Hirnstamm lokalisiert sind. Bei der Katze, die mehrere Tage am Leben blieb, trat der paradoxe Schlaf – charakterisiert durch Muskelatonie, Augenbewegungen und sogenannte pontogeniculooccipitale Wellen (PGO) – sehr regelmäßig auf und umfasste 10 % des Wach-Schlaf-Rhythmus – wie bei anderen gesunden Katzen auch.

Andere Schädigungen haben die Kenntnisse zerebraler Strukturen verfeinert. So ist es möglich, einen Zustand herbeizuführen, in dem das Tier alle Zeichen des paradoxen Schlafs zeigt – mit Ausnahme der Muskelatonie. Es ist während des paradoxen Schlafs nicht mehr paralysiert, es hebt den Kopf, steht auf und vollzieht eine Reihe von für die Gattung charakteristischen Verhaltensweisen (Lauern, Jagd, Geschäft). Der paradoxe Schlaf ohne Muskelatonie existiert gleichermaßen beim Menschen, wenn dieser an einer »REM-Schlaf-Verhaltensstörung« erkrankt ist. Der Betroffene führt während des paradoxen Schlafs dann Bewegungen aus – kohärent zu seinen Träumen (träumt er etwa, dass er boxt, verteilt er effektive Schläge, der Bettpartner sollte aufpassen!). In der Folgezeit zeigen die Aktivitätsaufzeichnungen eines einzigen Neurons im Verlauf des Wach-Schlaf-Zyklus die Anwesenheit von Neuronen mit einer spezifischen tonischen Aktivität. Man bezeichnet sie als »SP-ON-Neuronen«.

Das Team in Lyon hat erst vor Kurzem die Natur des Neurotransmitters und die implizierten Mechanismen bei der Unterdrückung des Muskeltonus während des paradoxen Schlafes identifiziert. Bis 2015 glaubte man, die Aktivierung des Kortex im paradoxen Schlaf hinge hauptsächlich von zwei Neuronentypen ab: den cholinergen und den glutamatergen Neuronen. Dieser Hypothese wurde jetzt widersprochen. Bewiesen wurde, dass die kortikale Aktivierung allein auf einige Strukturen beschränkt ist. Man weiß nunmehr, dass der paradoxe Schlaf auf kortikaler Ebene sich sehr deutlich vom Wachzustand unterscheidet. Wahrscheinlich ist, dass die bewiesenen Strukturen verantwortlich für die Träume sind. Sie sind auf jeden Fall verwickelt in die Steuerung der Emotionen und während wir träumen, sind sie sehr präsent.

WIE HÖRT DER PARADOXE SCHLAF AUF?

Daneben existieren Neuronen, die das Auftreten des paradoxen Schlafs im Wachzustand und im NON-REM-Schlaf hemmen. Sie sind aktiv, wenn wir wach sind, verringern ihre Aktivität im NON-REM-Schlaf und stoppen diese kurz vor Eintritt des paradoxen Schlafs – man nennt sie »SP-OFF-Neuronen«. Wenn sie sich ausschalten, heben sie die auf die SP-ON-Neuronen ausgeübte Hemmung auf, die wiederum den paradoxen Schlaf erzeugen. Mehrere Typen der SP-OFF-Neuronen, die sich im Hypothalamus befinden und mit den für die Genese des Wachwerdens verantwortlichen Neuronen korrespondieren, konnten sukzessive entdeckt werden.

Die SP-OFF-Neuronen kündigen dank ihrer auf die SP-ON-Neuronen hemmenden Projektion jeden Eintritt des paradoxen Schlafs im Wachzustand und NON-REM-Schlaf an. Ihre Inaktivierung scheint nötig und erforderlich, um die SP-ON-Neuronen zu aktivieren.

Der Stopp der SP-OFF-Neuronen im paradoxen Schlaf wird hervorgerufen von den GABAergen Neuronen, ein Typ der SP-ON-Neuronen. Die Aktivierung der GABAergen SP-ON-Neuronen des Hypothalamus bildet das auslösende Element des paradoxen Schlafs. Diese Neuronen hemmen ihre Nachbarn, die histaminergen SP-OFF-Neuronen sowie die Hypocretin-Neuronen und die GABAergen SP-OFF-Neuronen in zwei anderen Hirnregionen. Im Übrigen gibt es Neuronen, die ein Neuropeptid enthalten, die sogenannten Melanin konzentrierenden Hormone (MCH). Eine Injektion dieses Neuropeptids ins Gehirn veranlasst eine sehr starke Zunahme der Menge des paradoxen Schlafes beim Tier. Das MCH ist demnach das erste reine Schlaf induzierende Molekül (Hypnogen). Seine Entdeckung öffnet die Tür für pharmakologische Behandlungen, die in der Zukunft den Schlaf kontrollieren könnten.

Die GABAergen SP-ON-Neuronen des Hypothalamus integrieren eine große Zahl physiologischer Parameter und besitzen eine endogene Uhr, die ihnen erlaubt, die nötige Menge paradoxen Schlafs zu kalkulieren. Sie machen sich während des NON-REM-Schlafs auf den Weg, wenn ihre Hemmung durch die SP-OFF-Neuronen am geringsten ist.

Die Identifizierung der für den Wach-Schlaf-Zyklus verantwortlichen Neuronen hat in den vergangenen zehn Jahren an Fahrt aufgenommen. Die Resultate insgesamt zeigen an, dass mehr monoaminerge und cholinerge Neuronen, verschiedene Populationen von GABAergen und glutaminergen Neuronen, die sich in der Medulla oblongata des Hypothalamus befinden, beide Schlafzustände steuern.

Jetzt, liebe Leserin und lieber Leser, schlafen Sie sehr viel schlauer!

EINE STUNDE SCHLAF VOR MITTERNACHT IST BESSER ALS ZWEI DANACH.

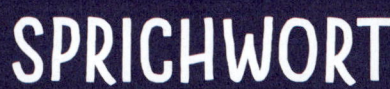

SPRICHWORT

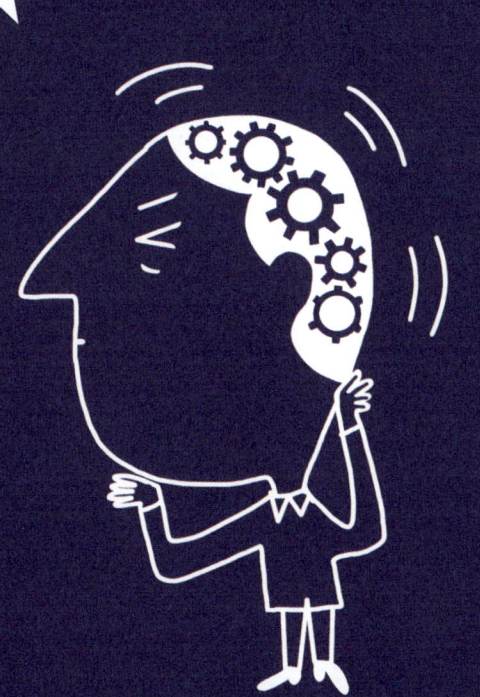

4
TYPOLOGIE DES SCHLAF-VERHALTENS

»SAG MIR, WIE DU SCHLÄFST, DANN SAGE ICH DIR, WER DU BIST.«

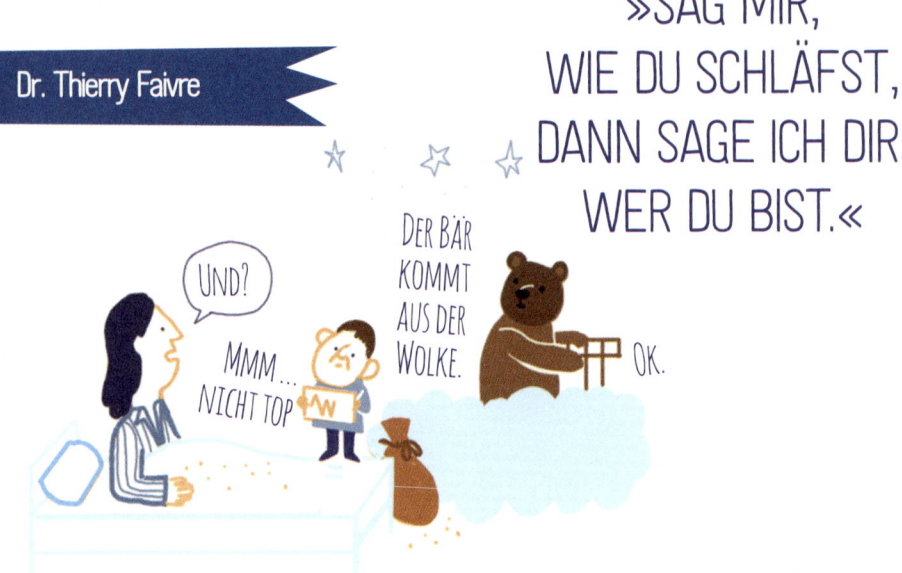

Der Schlaf kündigt sich im chronobiologischen Rhythmus an, dem Wach-Schlaf-Rhythmus, der von Mensch zu Mensch variiert. Auch wenn die durchschnittliche Schlafdauer der Bevölkerung ungefähr acht Stunden beträgt, so sind die Schlafbedürfnisse der Menschen doch keinesfalls identisch. Welcher Schlaftyp sind Sie?

• DIE KURZSCHLÄFER

Sie geben sich mit sechs Stunden zufrieden. Im Gegensatz zu Menschen, die an Schlaflosigkeit leiden, sind sie trotz des wenigen Schlafes tagsüber fit – sowohl psychisch als auch physisch. Anders als Menschen mit Schlafmanko leiden sie nicht an Tages-Schläfrigkeit.

• DIE LANGSCHLÄFER

Sie brauchen neuneinhalb Stunden Schlaf, wird diese Zeit unterschritten, sind sie müde oder schläfrig. Dieser Schlaftyp sollte sich ausreichend Schlaf zugestehen, auch wenn für unsere heutige Zeit Aktivität und Schlafdefizit normal sind. Im Gegensatz zu Schlaflosen, die ständig müde sind, sind Langschläfer fit, wenn sie ihr Bedürfnis nach Schlaf erfüllen können.

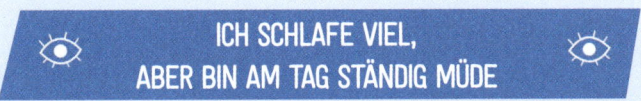

ICH SCHLAFE VIEL, ABER BIN AM TAG STÄNDIG MÜDE

Viel zu schlafen, ist kein Problem. Zu viel zu schlafen, ist etwas anderes und sollte durch eine polysomnographische Aufzeichnung systematisch abgeklärt werden, denn Hypersomnie oder Schlafsucht könnte auch auf eine ernsthafte Erkrankung hinweisen, wie ein Apnoe-Syndrom oder ein neurologisches Problem.

Wenn man zeitlebens immer viel geschlafen hat, am Tag aber fit ist, muss man sich keine Sorgen machen! Schläft man erst seit geraumer Zeit viel mehr und ist tagsüber müde und schlapp, sollte man einen Arzt und **ein Schlaflabor aufsuchen.** Mehr lesen Sie darüber im Kapitel von Hélène Bastuji (siehe Seite 78).

• DIE MITTELLANGSCHLÄFER

Sie bilden die größte Gruppe (Kurz- und Langschläfer machen lediglich 10% der Bevölkerung aus).

GUT ZU WISSEN

Der Unterschied zwischen Kurz- und Langschläfern beeinflusst **die Menge des leichten NON-REM-Schlafs (N2),** während die Menge des Tiefschlafs (N3) und die des paradoxen Schlafs bei beiden Gruppen identisch ist.

Eine andere Weise, sich den unterschiedlichen Schlafbedürfnissen zu nähern, orientiert sich an der Zeit, in der man einschläft und wieder aufwacht.

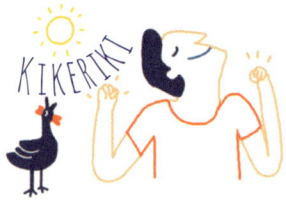

Es gibt Morgenmenschen, also Frühaufsteher und frühe Zubettgeher, sogenannte Lerchen, die morgens sofort fit und wach sind. Energie und intellektuelle Leistungsfähigkeit lassen am Nachmittag und Abend nach.

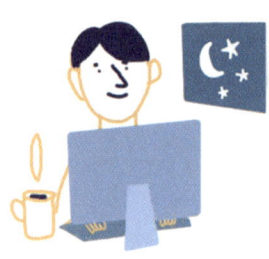

Ganz anders die Abendmenschen, diejenigen, die spät aufstehen und spät zu Bett gehen, die sogenannten Eulen. Nach dem Aufstehen sind sie noch nicht in Form, ihre Leistungsfähigkeit nimmt jedoch im Laufe des Tages zu und ist am Abend am größten.

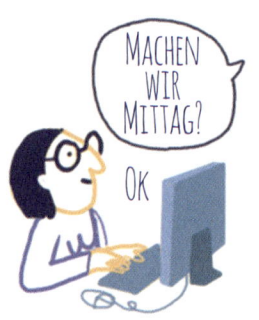

Der Typ dazwischen, die Mittelschläfer, bildet die größte Gruppe. Die Unterschiede lassen sich wohl durch genetische Faktoren bestimmen, insbesondere durch solche, die in die Regulierung der inneren Uhr eingreifen.

GEHÖRT DIE ZUKUNFT DEN FRÜHAUFSTEHERN?

Ist man ein Morgenmensch und verhält sich wie eine Eule, geht also gegen seinen natürlichen Rhythmus spät zu Bett und steht spät auf, kann ein früheres Aufstehen in Sachen Leistung, Form und Laune Wunder wirken. Man kann sogar noch früher aufstehen und die nächtliche Schlafenszeit reduzieren, wenn man bei entsprechendem Bedürfnis die Möglichkeit hat, tagsüber kleine Nickerchen zu machen.

Ist man dagegen ein Abend- oder Nachtmensch, sollte man es eher vermeiden, mit dem falschen Fuß aufzustehen, weil man so gesundheitliche Probleme wie Panikstörungen und andere Angsterkrankungen riskiert. Im Grunde ist das mit dem Schlaf ganz einfach: Beobachten Sie sich selbst in den Ferien, wenn es keinen Zeitplan gibt, welcher Rhythmus für Sie am besten ist. So erfahren Sie am ehesten, wann für Sie die richtige Stunde zum Aufstehen ist.

 ## SCHLAFVERHALTEN IM LAUFE DES LEBENS

Der mehrphasige Schlaf von Neugeborenen strukturiert sich nach und nach, um im Alter von ungefähr einem Jahr hauptsächlich nachts stattzufinden (in dieser Lebensphase gehören noch ein oder zwei Schläfchen zwischendurch dazu). Anzahl und Dauer der Schläfchen verringern sich, und oft hören sie mit dem Eintritt in die erste Grundschulklasse ganz auf.

Der Schlaf größerer Kinder und Jugendlicher ist sehr fest und sehr tief. In der Jugend tritt ein merkwürdiges Phänomen auf: die Verschiebung des **Wach-Schlaf-Rhythmus.** Jugendliche tun sich schwer, früh einzuschlafen und wachen schwer auf. Sicher, Freunde und Freundinnen, elektronische Geräte und die Rebellion den Eltern gegenüber begünstigen diese Verschiebung, doch man hat das auch im Tierreich beobachtet, in dem Smartphone und Reality-Shows nicht existieren! Im Allgemeinen pendelt sich der Rhythmus im Erwachsenenalter ein.

Im Gegensatz zur weitverbreiteten Vorstellung bleibt die tägliche Schlafenszeit im Leben eines Erwachsenen relativ stabil. Mit dem Alter stellt sich das umgekehrte Phänomen zur Jugend ein: ein Vorschub der Phase.

So legen sich drei Viertel der Pensionierten vor 23 Uhr ins Bett und wachen spontan vor 7 Uhr wieder auf. Ihr Schlaf ist weniger tief und fest, das heißt, dass sie zwischendurch aufwachen. Das kompensieren sie durch einen Mittagsschlaf am Nachmittag.

Im Laufe des Lebens können Erkrankungen und Lebensschwierigkeiten negative Auswirkungen auf den Schlaf haben und Schlaflosigkeit begünstigen. Niemand sollte zögern, mit seinem Arzt darüber zu sprechen, denn es gibt nicht nur medikamentöse Lösungen (ganz im Gegenteil), um diese Art von Problemen zu lösen.

CHRONOBIOLOGIE UND INNERE UHR

Die Chronobiologie, wörtlich **»Biologie, mit der Zeit verknüpft«** (siehe auch das Kapitel über die Schlafregulierung Seite 74-75), befasst sich mit den Rhythmen, die allen lebenden Wesen zugrunde liegen. Es handelt sich hierbei um eine Anpassung an zeitlich vorgesehene Veränderungen, im Wesentlichen an die Abfolge Tag-Nacht, aber auch um den menstrualen Rhythmus bei Frauen, saisonale Rhythmen wie die Fortpflanzung oder bei den Tieren die Migration usw.

Beim **Wach-Schlaf-Rhythmus** handelt es sich um eine Antizipation der Abfolge Tag-Nacht und somit um eine Anpassung, die unserem Organismus erlaubt, sich in Erwartung einer Wachphase (und aktiven Phase) auszuruhen und zu regenerieren. Unser Körper kann sich in den 24 Stunden dank der Information des Lichts zurechtfinden: Das Licht stimuliert die Retina-Zellen (nicht für die Sicht), und teilt so mit, ob Tag ist oder Abend. Diese visuelle Information gelangt in **zerebrale Zentren,** die wie Uhren funktionieren (und die deshalb biologische Uhren genannt werden). Dort spielt sich die Steuerung all dessen ab, was chronobiologisch ist. Die biologischen Uhren sind verbunden mit einer Drüse im Gehirn, der **Zirbeldrüse** oder **Epiphyse.** Sie ist verantwortlich für die Ausschüttung des berühmten Melatonins. Dieses Hormon wird ins Blut ausgeschüttet, wenn die Nacht hereinbricht und am Morgen wieder blockiert.

Die Freisetzung wird gleichermaßen in der Nacht gestoppt, wenn ein Schlafender Licht ausgesetzt wird, etwa durch einen Bildschirm. Entgegen landläufiger Meinung ist Melatonin nicht das Schlafhormon, sondern das Nachthormon. Als Beweis dienen nachtaktive Tiere wie die Eulen, die Melatonin in ihrer aktiven Phase freisetzen. Also in der Nacht.

Die Antizipation, die diese rhythmische Organisation möglich macht, wird nach dem schnellen Überschreiten mehrerer Zeitzonen (herkömmlich mindestens fünf) durch das Reisen mit dem Flugzeug – etwas, was Mutter Natur nicht vorgesehen hat – gestört. Der Mensch muss dann seine **Chronobiologie** an die jeweilige Umgebung anpassen. Das äußerst sich meist in Schlaflosigkeit, Müdigkeit, Schläfrigkeit und Verdauungsproblemen und kann einige Tage, aber auch einige Wochen andauern.

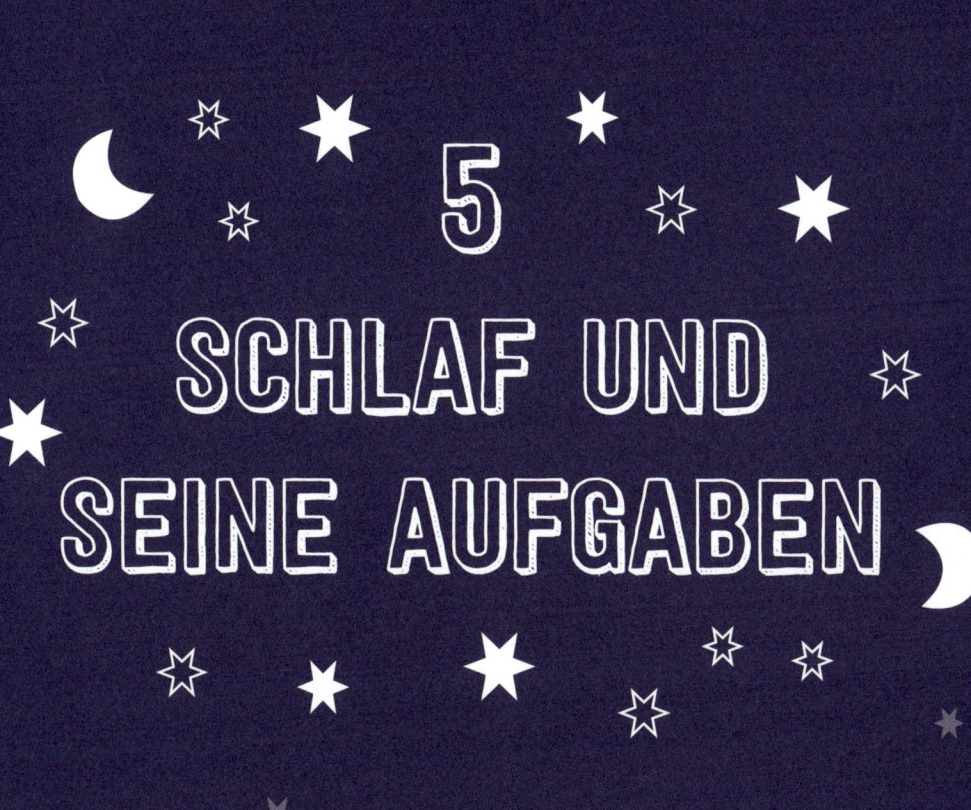

5

SCHLAF UND
SEINE AUFGABEN

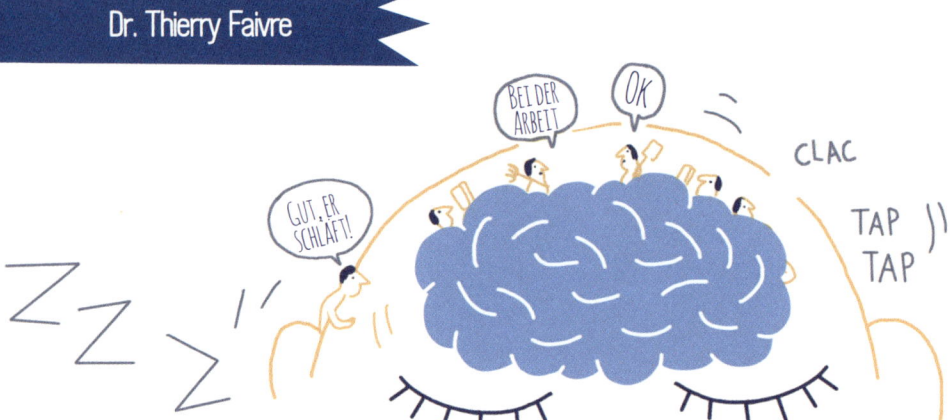

Da wir mittlerweile schon einiges darüber wissen, was Schlaf ist, gehen wir jetzt der Frage nach seinen Aufgaben nach. Wozu ist es gut, dass wir mehrere Stunden täglich in einem unbewussten Zustand sind? Wieder einmal ist die Antwort offensichtlich und schwierig zugleich.

DER SCHLAF BRINGT ERHOLUNG

Wir alle haben schon mal eine zu kurze oder schlaflose Nacht verbracht, sei es, um am Vorabend einer Prüfung, auf die wir uns schlecht vorbereitet hatten, noch zu lernen, um einen Abend mit Familie oder Freunden zu verbringen, zu einer Hochzeit oder in einen Nachtklub zu gehen … und wir wissen, dass unsere physische und intellektuelle Form am nächsten Tag sich nicht mit derjenigen der Tage vergleichen lässt, an denen wir zuvor gut geschlafen haben. Nebenbei bemerkt – wir werden das noch näher betrachten – kommt es manchmal vor, dass man sich nach einer kurzen Nacht sogar fitter fühlt. Die Müdigkeit setzt in einem solchen Fall dann 24 Stunden später ein. Zudem hat man festgestellt, dass einige Menschen, die an Depressionen leiden, durch Schlafmangel besserer Stimmung sind, aber das steht auf einem anderen Blatt.

Der Schlaf bringt also Erholung. Wie? Ganz sicher durch den Tiefschlaf, auf dessen Menge in der Nacht, die auf ein ausgedehntes
Wachsein folgt (durch das Phänomen der Kompensation). Man
spricht vom Rebound des Tiefschlafs, dem **Homöostase-Gesetz**
geschuldet. Dies besagt, dass ein lebendiger Organismus seine unterschiedlichen Funktionen regelt, um diese innerhalb einer Norm
aufrechtzuerhalten … bis zu einem gewissen Limit. Beim Schlafen
kompensiert der Rebound keine 100 % des Schlafes, der uns fehlt.
Die wohl deutlichste Illustration dieses Phänomens ist der Schlafent-
zug-Rekord von **Randy Gardner** 1964.

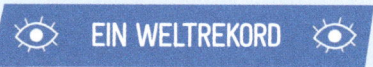

◈ EIN WELTREKORD ◈

1964 gelang es dem 15-jährigen Randy Gardner, etwas mehr als 264 Stunden
wach zu bleiben, insgesamt elf Tage und 25 Minuten. Seine Leistung wurde vom
berühmten Buch *Guinness World Records* aufgenommen. Der junge Mann, dem
zwei Freunde dabei halfen, wach zu bleiben, profitierte dabei von einer medizinischen Überwachung durch Schlafspezialisten.

Sein ausgedehntes Wachsein wurde begleitet von zahlreichen neurologischen
Problemen (schlechte Koordination, Ausspracheprobleme usw.). Nach der Leistung
Randy Gardners kündigte die Redaktion des Buches *Guinness World Records* allerdings an, derartige Arten von Rekorden nicht mehr aufzunehmen – aus Furcht
davor, dass die Kandidaten ihre Gesundheit aufs Spiel setzen würden.

Randy Gardner schlief nach Beendigung seiner Schlafentzugsphase
»nur« 14 Stunden, das ist erstaunlich wenig, wenn man bedenkt, dass
er elf Nächte ohne Schlaf war. Der Spruch unserer Großmütter wurde bestätigt: »Verlorener Schlaf lässt sich nicht nachholen.«

Die Funktion der Restauration durch den Schlaf wird durch Studien
bestätigt. Sie zeigen, dass die Produktion von Proteinen während des
Schlafs zunimmt, auch die der Gene und Moleküle, die im Stoffwechsel eine Rolle spielen.

Das Gehirn umfasst 2% unserer Körpermasse, doch es verbraucht ungefähr 20% an Sauerstoff und Glukose. Der NON-REM-Schlaf, insbesondere der Tiefschlaf, ist dafür da, uns physisch zu »restaurieren«: Alles, was im Wachzustand verbraucht, benutzt, beschädigt wurde, wird im Schlaf wieder hergestellt oder repariert. Die Menge des tiefen NON-REM-Schlafs entspricht proportional der Menge der im Gehirn hergestellten Proteine. Während wir schlafen, füllen die Gliazellen (Zellen, die direkt mit den Neuronen verknüpft sind) ihren Glykogenspeicher (Zuckerreserven), der am Tag geleert wurde, wieder auf. Guter Schlaf stellt also eine harmonische Entwicklung sicher und hält jung.

DER SCHLAF WARTET UND STÄRKT UNSEREN ORGANISMUS

Das Wachstumshormon wird ganz oder überwiegend in den Tiefschlafphasen ausgeschüttet, man kann sagen, dass dieser Schlaf dem Anabolismus dient: dem Aufbau und der Reparatur des Körpers. Deshalb wächst ein Kind auch im Schlaf. Kinder, die chronisch unter Schlafentzug leiden (durch verspätete Schlafenszeit) sind kleiner als Kinder, deren Bedürfnisse nach Schlaf respektiert werden. Die Eltern kleiner Kinder möchte ich daran erinnern, dass diese unfähig sind, sich selbst zu disziplinieren und früh schlafen zu gehen. Die Versuchung, noch weiter zu spielen, ist einfach zu groß. Ein Kind mit chronischem Schlafmangel wird im Gegensatz zum Erwachsenen reizbar und »griesgrämig«. Es ist Aufgabe der Erwachsenen, darüber zu wachen, dass Kinder ihr Schlafbedürfnis zu ihrer Zufriedenheit erfüllen können.

Erwachsene brauchen ihren Schlaf, damit Zellen, Gewebe und Organe repariert und aufrechterhalten werden. Zahlreiche metabolische Funktionen werden dank des Schlafs auf optimalem Niveau gewartet, und ein chronischer Schlafmangel birgt insbesondere das Risiko für endokrine Probleme wie Diabetes und Übergewicht.

UNSERE VERTEIDIGUNGSMECHANISMEN BRAUCHEN SCHLAF

Die bereits erwähnten anabolischen Erscheinungen betreffen auch den Verteidigungsmechanismus des Immunsystems. Schlafentzug kann zu einer Entzündung führen (Reizreaktion des Organismus wie im Falle einer Infektion), Infektionen begünstigen und die Fähigkeit des Körpers verringern, Verletzungen zu heilen. Zudem verringert Schlafentzug die Antwort auf die Immunisierung nach einer Grippeimpfung, weil weniger Antikörper gebildet werden.

Die Verknüpfung zwischen Schlaf und Immunität zeigt sich in Schlafsucht-Reaktionen, die im Verlauf einiger viraler und bakterieller Infektionen auftreten. Ein typisches Beispiel ist Benommenheit, ausgelöst durch Grippe oder den Mononucleose-Virus.

Die Wirkungsmechanismen der Interaktion zwischen Schlaf und Immunität sind sehr komplex. Sie regulieren die Produktion von Substanzen, die Entzündungen begünstigen oder verringern, die Produktion von Verteidigungszellen sowie die Kapazität, Fieber entstehen zu lassen oder nicht (als Mechanismus, um sich gegen Infektionen zu verteidigen).

Schlafmangel wird begleitet von Verdauungsproblemen wie Verstopfung, Bauchschmerzen, verlangsamter Verdauung – das zeigt indirekt, welche Rolle der Schlaf auf die Verdauungsfunktion hat.

GROSSER MOMENT FÜRS GEDÄCHTNIS

Wissenschaftliche Untersuchungen der letzten 20 Jahre haben das Schwergewicht auf die Verbindungen zwischen Schlaf und Gedächtnis gelegt, da einige Forscher in Erwägung zogen, dass die Hauptfunktion des Schlafs die Speicherung der Gedächtnisinhalte ist.

Das ist zweifellos übertrieben, doch inzwischen steht fest, dass dieser Prozess während des Schlafens stattfindet, genauer gesagt, die Konsolidierung des Gelernten. Im Wesentlichen nutzen wir tagsüber unser Arbeitsgedächtnis, lagern alles schnell, aber auch fragil ab, und während der Nacht werden wichtige Daten, die langfristig genutzt werden sollen, gespeichert. Wissenschaftliche Untersuchungen haben den negativen Einfluss des Schlafmangels auf das Gedächtnis offengelegt, ungeachtet der geistigen Erschöpfung, die dem Schlafmangel selbst geschuldet ist. Schüler und Studenten, die am Abend viel Stoff wiederholen, um verlorene Zeit vor einer Prüfung aufzuholen, arbeiten nahezu vergeblich, von den so gewonnenen Kenntnissen bleibt nur wenig im Langzeitgedächtnis haften.

👁 BEI DEN NEURONEN TUT SICH WAS! 👁

Das Gedächtnis steht in Verbindung zu etwas, das neuronale Plastizität genannt wird, d. h. die Fähigkeit des Gehirns, seine Funktionsweise zu modifizieren, um sich an neue Situationen anzupassen. Bis vor etwa 20 Jahren glaubte man, das Gehirn sei ein erstarrtes Organ, das sich mit den Jahren degradiere. Heute weiß man, dass es die Fähigkeit besitzt, neuronale Veränderungen vorzunehmen, und es sich ein langes Leben lang neue Daten aneignen kann. Natürlich ist es schwieriger, mit 80 Klavier oder Japanisch zu lernen, aber es bleibt möglich, wenn die Person hart daran arbeitet. Die Wiederholung spielt beim Erlernen eine wesentliche Rolle, das wissen alle Schüler.

Vom Aufwachen an häufen wir bis zum nächsten Schlaf eine Vielzahl eindrucksvoller Daten in unserem Gehirn an. Das ist – korrespondierend mit der Arbeit der Gehirnzellen – zugleich ein energetischer Aufwand und braucht Platz: Neuronen schaffen neue Verbindungen untereinander zwecks Informationsaustausch. Das äußert sich in einer Anhäufung von Synapsen (Verknüpfungen zwischen den Neuronen), die Raum einnehmen. Die Daten werden danach sortiert und klassifiziert, um das Gehirn auf sein energetisches Basisniveau zurückzuführen (es kann einen weiteren Tag die Informationsflut aufnehmen) und **Platz für die nur wirklich nützlichen Synapsen freizuschaufeln. Die Wiederholung des Gelernten weitet die neuen Verbindungen aus und hält sie aufrecht, das Gelernte kann wieder abgerufen werden.**

Träume kommen in allen Schlafphasen vor, doch im paradoxen Schlaf wirken sie am realitätsnahsten. Die Rolle der Träume zu erklären, ist schwer. Sehr schnell sind simple und bizarre Erklärungen zur Hand, die man in Büchern findet, die den Schlüssel zu den Träumen finden möchten.

Sigmund Freud, der Vater der Psychoanalyse, hat 1899 ein berühmtes Werk über den Traum geschrieben, in dem er zunächst alle möglichen Theorien auflistete und anschließend seine daraus gezogenen Hypothesen für die Rolle des Unbewussten vorstellte. Für Freud war der Traum der Wächter des Schlafs, der verhindert, dass unbewusste Triebe, die vom Über-Ich als unangemessen und unwürdig beurteilt würden, ins Bewusstsein gelangen, indem diese in eine Geschichte (Traum) verwandelt und verschlüsselt werden. Die offensichtliche Bedeutung ist im latenten (unbewussten) Kontext nicht mehr zu sehen. Die Interpretation der Träume erfordert eine Arbeit, die sich des Prinzips der freien Assoziation bedient, und nur der Schlafende hat wirklich Zugang zur Bedeutung seiner eigenen Träume.

Im Gegensatz dazu lassen jüngste Theorien vermuten, dass der Traum an sich nichts bedeutet und dass die Interpretation, die wir machen, an der Struktur des menschlichen Geistes festhält, allem einen Sinn zu geben, so wie wir es machen, wenn wir in einer Wolke ein Tier oder ein Gesicht sehen. Eine extreme Theorie besagt, dass die mentale Bildwelt, die sich im Traum ausdrückt, nur eine Abfolge von Bildern ist, untereinander nicht verknüpft. So wie unser zufälliges Blatt bei einem Kartenspiel.

👁 NUR EIN KURZER AUGENBLICK ... 👁

Die Dauer der Träume – für einige Forscher haben sie nur eine Größenordnung von einer **Hundertstelsekunde,** nein Millisekunde. Nehmen wir als Beispiel den berühmten Traum von Louis Ferdinand Alfred Maury, in dem er zur Zeit der Französischen Revolution lebte, gefangen genommen wurde, der Justiz überstellt und zum Tode verurteilt wurde, schließlich auf dem Place de Grève den Tod unter der Guillotine starb. Genau in diesem Moment erwachte Maury außer Atem vor Schreck und stellte verblüfft fest, dass ihm ein Teil seines Bettgestells auf den Nacken geflogen war. Sein ganzer Traum, der ihm sehr lang vorkam, hatte nur den Bruchteil einer Sekunde gedauert. Im Gegensatz dazu halten es Schlafforscher für möglich, dass **zwischen der subjektiven Dauer des Traums und der vorhergehenden Dauer des paradoxen Schlafs eine Proportionalität besteht.** Wissenschaftliche Publikationen weisen sehr oft darauf hin, dass weitere Untersuchungen vonnöten sind ...

Oft fragen Menschen, **ob es normal sei, dass sie nicht träumen.** In Wirklichkeit erinnern sie sich nur nicht an ihre Träume. Im Grunde genommen unterscheiden sich diejenigen, die sich an ihre Träume erinnern von denjenigen, die »nicht träumen«, nur **in der Fähigkeit, sich erinnern zu können.** Menschen, die sehr auf ihre Träume achten (zum Beispiel diejenigen, die sich einer Psychoanalyse unterziehen), können sich präzise und detailgenau erinnern. Befragt man diejenigen, die vorgeben nicht zu träumen, intensiv, geben diese zu, dass sie sich meist an einen Traum erinnern, wenn sie ungewöhnlich lange geschlafen haben.

Man kann also sagen, dass die Erinnerung an einen Traum wie ein Restaurant ist, dessen Küche sich hinter einer Scheibe befindet, sichtbar für alle Gäste im Essraum (die Träumer) oder hinter einer blickdichten Trennwand (die Nicht-Träumer): Die Arbeit in der Küche ist stets dieselbe, letztlich ist für alle wichtig, was auf den Teller kommt.

DIE KUNST DER SIESTA

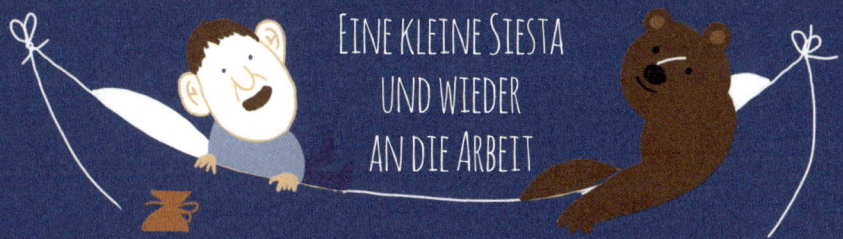

EINE KLEINE SIESTA
UND WIEDER
AN DIE ARBEIT

Die Siesta! Ein unbekanntes bzw. fast unbekanntes Wort nördlich von Valencia und erst recht nördlich von Dünkirchen. In den Mittelmeerländern und deren Nachbarn dagegen ist sie Wirklichkeit! Heißt das, dass der Mittagsschlaf den heißen Ländern vorbehalten ist? Das ist nicht ganz so einfach ...

In Andalusien und im Wesentlichen in Spanien ist es Tradition, sich zwischen ein oder zwei Uhr zu Bett zu legen, dann nach sieben bis acht Stunden aufzustehen, um dann gegen 13 Uhr eine zwei- bis dreistündige Siesta zu machen. Zu unserem Leben besteht eine große Diskrepanz: Am Abend geht man um etwa 21–22 Uhr essen. Diese Sitte hängt offensichtlich mit der drückenden Hitze zusammen, die im Sommer mittags herrscht. Ich erinnere mich an einen Abend in Salamanca, als ich um 1 Uhr 30 in der Nacht drei oder vier Jahre alte Kinder auf der Plaza Mayor beim Spielen beobachten konnte. Unter Berücksichtigung dieses »biphasischen Schlafs« (in zwei Abschnitten schlafen, statt wie in den gemäßigt temperierten Ländern am Stück), spürt man ganz klassische Stundenzahlen auf; einen Schlafmangel gibt es nicht.

Das Klima ist also nicht alleiniger Grund für diese andalusische Tradition. Die portugiesischen Nachbarn etwa, die im Großen und Ganzen dasselbe Klima erdulden, kennen die systematische oder institutionalisierte Siesta überhaupt nicht. Warum nicht? Weiß der Kuckuck! Deshalb kennen auch ihre ehemaligen antillischen und brasilianischen Kolonien keine Siesta, ihre mexikanischen Nachbarn jedoch, einst Kolonie Spaniens, sind Weltmeister auf diesem Gebiet. Wie so oft ist die Kultur stärker als Klima und Gene. In anderen Kulturen, wie in Papua-Neuguinea, schlafen die Menschen alle zusammen in »Langhäusern« und wecken die anderen auf, um ihnen ihre Träume zu erzählen. Schlafmangel hat keine Bedeutung, da sie den ganzen Tag über kleine Siestas machen. Ihr Schlaf ist mehrphasig, wie bei Säuglingen.

Was den Schlaf anbetrifft, so ist alles gut, was Sie mögen!
Machen Sie einfach so oft Sie mögen eine Siesta!
Wenn Sie aber an Schlaflosigkeit leiden oder aus Schlafmangel müde sind (Jetlag, Party, Nachtarbeit, Schichtarbeit, zu viel Arbeit etc.), sollten Sie sich auf Nickerchen von 20 Minuten beschränken. Mehr als 30 Minuten »rauben« Kapital für den nächsten Nachtschlaf.

DIE REGULIERUNG DES SCHLAFS

Die Schlafregulierung oder genauer gesagt der Wach-Schlaf-Rhythmus gehorcht zwei großen Prinzipien: der Homöostase und der Chronostasis.

• DIE HOMÖOSTASE

Die Homöostase ist die Gesamtheit der Mechanismen, die eine Funktion zwischen zwei Extremwerten aufrechterhalten. Wenn zum Beispiel mein Glukosespiegel stark abfällt, werde ich das Bewusstsein verlieren (Hypoglykämie), fällt der Spiegel unter einen bestimmten Wert, kann ich ins Koma fallen. Das Gleiche gilt für den Schlaf: Fehlt er mir, werde ich zwischen anderen Müdigkeitsstörungen und Somnolenz schwanken und muss diesen fehlenden Schlaf kompensieren – durch einen tieferen Schlaf in der Folgenacht oder durch einen ausgedehnteren Schlaf. Man spricht vom Rebound. Übrigens: Wenn ich zu viel schlafe (das können unnötige Siestas sein), kann ich Schwierigkeiten haben, in der nächsten Nacht einzuschlafen. Das Rebound-Phänomen betrifft hauptsächlich den Tiefschlaf und in geringerem Ausmaß den paradoxen Schlaf und den Schlaf der Phase 2 (N2).

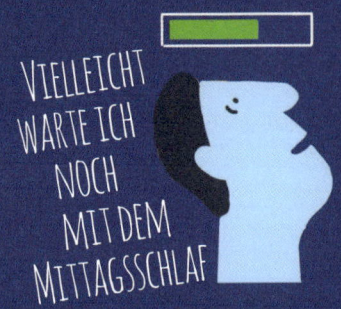

VIELLEICHT WARTE ICH NOCH MIT DEM MITTAGSSCHLAF

• DIE CHRONOSTASIS

Die Chronostasis reguliert die Funktionen, die mit der Antizipation des Tag-Nacht-Wechsels (im geringeren Maße auch die anderer Rhythmen, monatlich und jährlich) in Zusammenhang stehen. Da die Rhythmen eine Periodenlänge von 24 Stunden haben, sagt man, sie seien zirkadian (vom lat. *circa*: etwa, ungefähr und *dies*: Tag = Tagesrhythmus). Die Erforschung biologischer Rhythmen wird als Chronobiologie bezeichnet.

Der Schlaf ist kein isoliertes Phänomen. Er ist Teil eines biologischen Rhythmus, den man **Wach-Schlaf-Rhythmus** nennt; innerhalb dessen finden gewisse Funktionen in einem bestimmten Moment statt, weil das im Voraus so programmiert wurde. Es handelt sich um einen zirkadianen Rhythmus. Im gleichen Maße wie die Sonnenblume der offensichtlichen Rotation der Sonne am Himmel folgen wird, wird sich unsere Vigilanz am Morgen erhöhen, weil Schlaf stattgefunden hat, aber auch und vor allem, weil es so programmiert wurde. Deshalb stellt man nach einer freiwillig schlaflosen Nacht am Morgen einen Anstieg

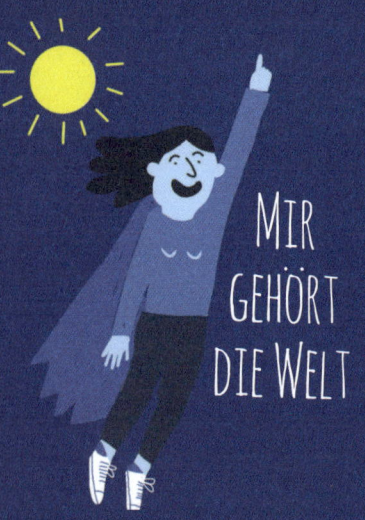

MIR GEHÖRT DIE WELT

der Vigilanz im Verhältnis zu den vorhergehenden Stunden fest. Sie ist nicht so ausgeprägt wie nach einer gut geschlafenen Nacht, aber sie ist real und gut. Die Siesta dagegen, nach landläufiger Meinung ein Mittagsschlaf, hängt größtenteils von chronobiologischen Faktoren ab. Die Vigilanz steigt normal an.

EINE FRAGE DER TEMPERATUR

Die Vigilanzkurve folgt aufs Engste der Kerntemperatur (im Zentrum des Körpers, abweichend von der Hauttemperatur und der der Extremitäten). Sie schwankt auf nahezu sinusförmige Art: Das thermische Minimum liegt zwischen 3 und 5 Uhr morgens, das Maximum zwischen 15 und 17 Uhr.

• DIE PACEMAKER

Es gibt zwei Regulatoren (man spricht von Pacemakern: Tempomacher) für chronobiologische Funktionen: einen starken, mit großer Passivität, bedingt leicht veränderbar, und einen schwachen, mit geringer Passivität, leicht veränderbar. Der Wach-Schlaf-Rhythmus hängt ab von einem schwachen Pacemaker, deshalb ist es möglich, ihn ohne allzu große Probleme zu modifizieren, wie man an der Schichtarbeit (2 x 8 Stunden, 3 x 8 Stunden, Nachtarbeit usw.) und an der Zeitverschiebung sieht. Bei einer Reise, die mehrere Zeitzonen überschreitet, sind ungefähr drei bis vier Nächte nötig, um den Schlaf an die neue Umgebung anzupassen.

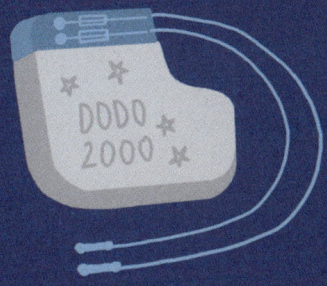

Ein Beispiel für Rhythmen, die von einem starken Pacemaker abhängen, ist die Ausschüttung von Kortisol, einem Hormon, das jeden Morgen im Allgemeinen gegen 8 Uhr ins Blut freigesetzt wird, oder der Rhythmus der Kerntemperatur. Ungefähr zwei Wochen sind nötig, um den Moment der Ausschüttung zu verändern. Und wenn Sie beispielsweise nach New York fliegen, findet die Spitze der Kortisolausschüttung um 2 Uhr statt (Ortszeit; 8 Uhr in Mitteleuropa) und nicht um 8 Uhr morgens. Damit haben Sie das Glück, mitten in der Nacht aufzuwachen.

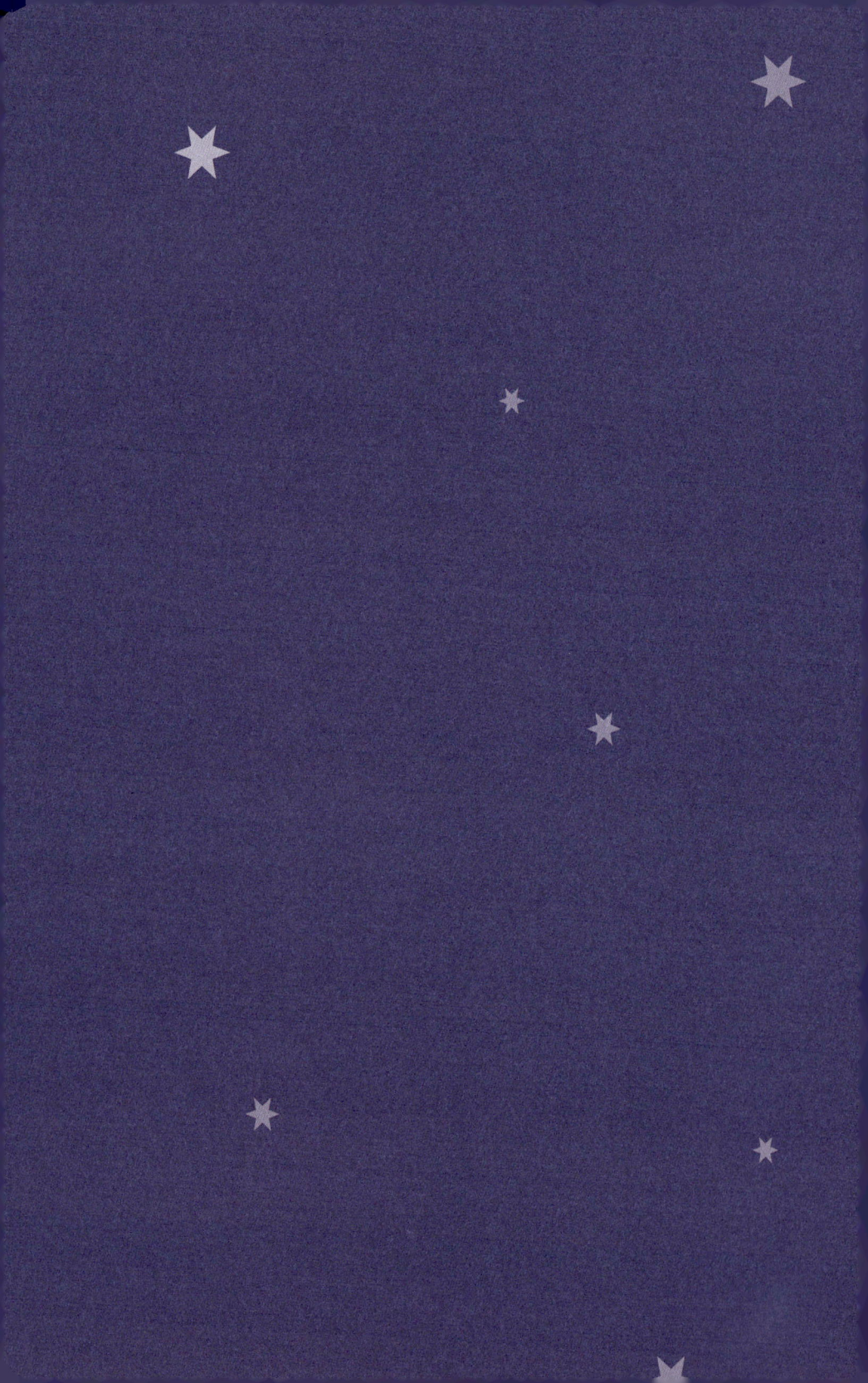

6

HILFE, ICH SCHLAFE ZU VIEL!

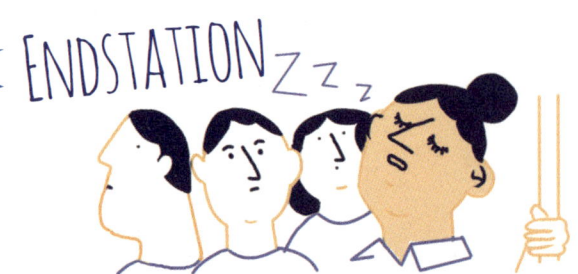

Dr. Hélène Bastuji

ENDSTATION Zzz

»Wenn man sich im Wartezimmer mit anderen unterhält, die in die Sprechstunde wollen, sagen mir die Schlaflosen oft, ich hätte Glück. Sie wären so glücklich, wenn der Schlaf einfach über sie kommen würde! Doch wenn ich ihnen von meinem Alltag erzähle, ändern sie ihre Meinung. Ich kann überall einschlafen, und oft finde ich mich an der Endstation der Buslinie wieder, obwohl ich früher hätte aussteigen müssen. Ich schlafe beim Mittagessen ein, seit Jahren kann ich kein Buch mehr in einem Stück lesen oder einen Film von Anfang bis Ende ansehen.« Tja, das Leben der Hyperschläfer ist nicht leicht, und das unpassende Einschlafen kann sogar gefährlich sein.

👁 LEIDEN SIE AN SCHLAFMANGEL ODER HYPERSOMNIE? 👁

Das finden Sie leicht heraus. Dafür müssen Sie eine Woche lang täglich neun bis zehn Stunden schlafen! Wenn Sie nach dieser Kur nicht mehr tagsüber schlafen, dann litten Sie an Schlafmangel. Wenn Sie immer noch tagsüber einschlafen, sollten Sie zum Arzt gehen!

NARKOLEPSIE – DER SCHLAF IST UNWIDERSTEHLICH

Die Narkolepsie, übersetzt »von Schläfrigkeit ergriffen«, ist eine Erkrankung, die von Gélineau, einem französischen Neurologen, erstmals 1880 beschrieben wurde. Die Schlafkrankheit führt zu einer

Störung des Wach-Schlaf-Rhythmus und manifestiert sich meist in der Jugend oder zu Beginn des Erwachsenenalters. Die beiden wichtigsten Manifestationen der Narkolepsie-Kataplexie sind:

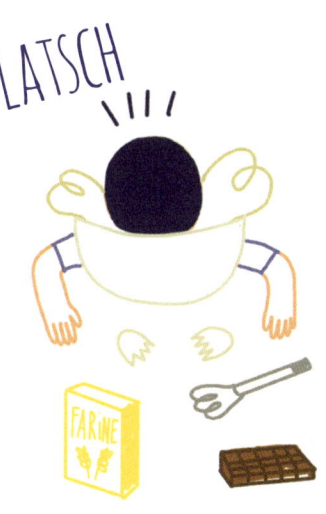

1 **Somnolenz** mit unkontrollierten Schlafanfällen tagsüber. Diese können einige Minuten bis zu einer Stunde dauern und passieren einigen Menschen selbst, wenn sie aktiv sind, und erzeugen automatisches Verhalten. Meist sind diese Schläfchen erfrischend und danach ist man einige Zeit wach.

2 Bei einem **Kataplexie-Anfall** verringert sich der Muskeltonus bei vollem Bewusstsein. Diese Attacken werden grundsätzlich durch Emotionen (Freude, Ärger, Überraschung usw.) in Gang gesetzt. Die Kataplexie kann ausschließlich bestimmte Muskeln treffen, wie Knie, Nacken oder Kiefer oder sie führt dazu, dass der Betroffene hinfällt. Intensität, Dauer und Häufigkeit dieser Anfälle sind individuell sehr unterschiedlich. Während der Kataplexien ist Betroffenen bewusst, was um sie herum geschieht, aber sie können sich nicht bewegen und dieses signalisieren. Die Erkrankung ist nicht ständig präsent, es gibt auch Narkolepsie ohne Kataplexien. Einige entwickeln diese nach Monaten oder Jahren, andere nicht.

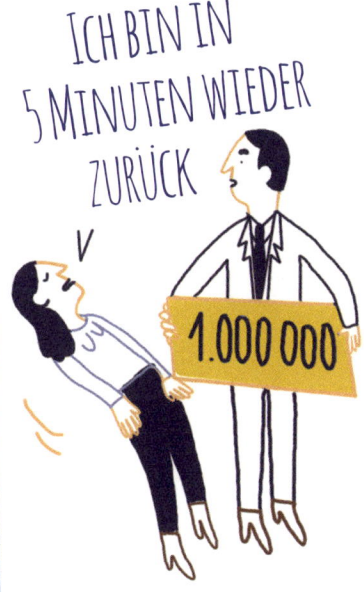

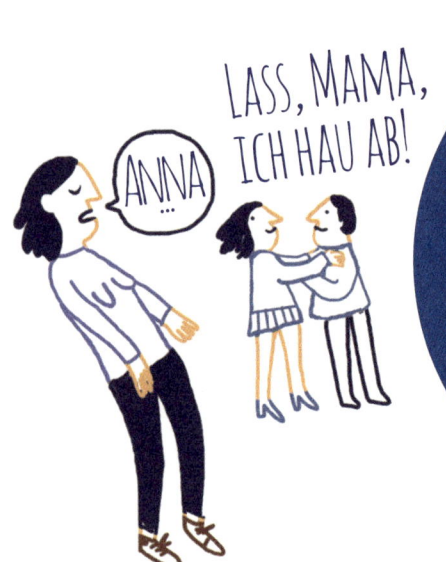

>>ICH HATTE KEINEN EINFLUSS AUF MEINE TOCHTER. WENN ICH SIE AUSSCHIMPFEN WOLLTE, BEKAM ICH EINEN ANFALL, UND SELBST WENN ICH NICHT HINFIEL, WAREN NACKEN UND LIDER BETROFFEN. ICH KONNTE NICHT MEHR SPRECHEN UND SIE MACHTE SICH LUSTIG ÜBER MICH.<<

>>ICH HATTE PANISCHE ANGST VOR SEXUELLEN BEZIEHUNGEN, DENN IN GLÜCKLICHEN MOMENTEN FIEL ICH WIE EIN SCHLAFFER LAPPEN ZUSAMMEN.<<

Bei diesen beiden Hauptsymptomen können sich nicht zur Diagnose notwendige Anzeichen (»Accessoires«) manifestieren:

• **Schlaflähmungen,** die im Moment des Erwachens oder Einschlafens auftreten, charakterisiert durch einige Momente der Bewegungs- und Sprechunfähigkeit.

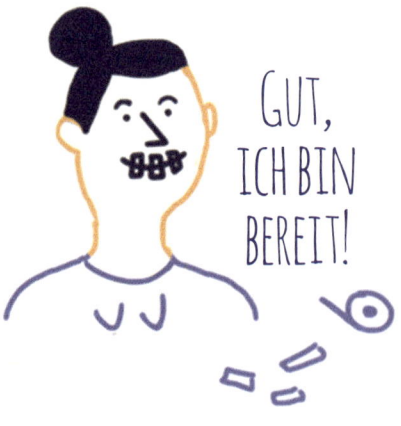

VOR MEINER BEHANDLUNG KONNTE ICH NICHT LAUT LACHEN, AUS FURCHT DABEI ZUSAMMENZUBRECHEN. DAS WAR TRAURIG, DENN ICH LACHE GERN.

• **Einschlaf- und Aufwachphasen** können von Halluzinationen begleitet sein. Man spricht von hypnagogenen Halluzinationen beim Einschlafen und hypnopompenen Halluzinationen beim Aufwachen. Die Sinneserscheinungen werden als »Wachtraum« visueller Natur erfahren (man sieht Tiere, Dinge, Menschen im Raum), sensitiv (das Gefühl, unter seinem eigenen Körper zu liegen, sich physisch zu verändern ...), auditiv oder noch komplexer. Die Halluzinationen können unangenehm, ja sogar erschreckend sein.

• **Schlechter Nachtschlaf** mit häufigem Aufwachen, Albträumen und unruhigen Episoden. Der Beginn der Erkrankung kann von einer Gewichtszunahme begleitet sein, besonders bei Kindern und Jugendlichen. Die Narkolepsie-Kataplexie ist eine chronische Erkrankung und ihre Entwicklung schwer einschätzbar. Das Einschlafen am Tag durchdringt das ganze Leben, aber eine leichte Verbesserung der Symptome mit dem Alter oder dank eines besseren Umgangs mit Emotionen, die Kataplexie-Anfälle hervorrufen, und dank präventiver Siestas ist möglich.

◇ EINE SELTENE KRANKHEIT ◇

Von 2.800 Menschen ist einer betroffen, Männer und Frauen gleichermaßen. Selbst wenn sich die Krankheit zumeist in der Jugend oder zu Beginn des Erwachsenenalters manifestiert, kann Narkolepsie auch Kinder oder ältere Erwachsene treffen. Da die Narkolepsie-Kataplexie nicht rein genetisch bedingt ist, ist der prädisponierende Bereich nur ein Element unter anderen. Ja selbst wenn das Risiko für Kinder von einem betroffenen Elternteil höher ist als bei der übrigen Bevölkerung, ist es doch gering.

Die Ursachen für diese Erkrankung sind noch nicht geklärt, denn mehrere Faktoren scheinen an der Entstehung beteiligt zu sein. Einige Faktoren sind genetischer und autoimmuner Natur. Das Immunsystem ruft eine entzündliche Reaktion mit Immunisierung hervor, die sich gegen die eigenen nicht modifizierten Antigene richtet und somit die Wahrscheinlichkeit zu erkranken erhöht.

Eine Gewebetypisierung identifiziert Histokompatibilitäts-Antigene oder Antigene des Systems HLA (humanes Leukozyten-Antigen), die sich, genetisch vererbt, durch die Zellen äußern. Mehr als 95 % der betroffenen Menschen weisen eine besondere HLA-Gruppe auf **(DQB1 0602)**. Das HLA-System spielt eine wichtige Rolle bei der Immunabwehr des Körpers. Trotzdem reicht es nicht aus, diese Gewebegruppe zu besitzen, denn rund 20 % der Bevölkerung haben sie. Zu den anderen komplexen Mechanismen genetischen oder autoimmunen Ursprungs zählen Schädigungen zerebraler Zellen, die ein Peptid, das Hypocretin, produziert. Umweltfaktoren (virale oder bakterielle Infektionen, Stress usw.) könnten gleichermaßen Grund für die Entstehung der Krankheit sein.

• **DIE DIAGNOSTIK**
Durch die Aufzeichnung im Schlaflabor lassen sich die unterschiedlichen Phasen analysieren und die Art des Einschlafens ausmachen. Ebenfalls lassen sich andere Gründe für die Somnolenz wie etwa Apnoen ausschließen.

Es gibt Tests, sogenannte »iterative Schlaf-Latenztests«, bei denen die Person sich vier- oder fünfmal am Tag bei völliger Dunkelheit ins Bett legt und schläft. Dabei misst man die Zeit bis zum Einschlafen, die bei Narkoleptikern kurz ist, sowie das schnelle Auftreten des paradoxen Schlafs. Hat man die Zeit bis zum paradoxen Schlaf ge-messen, werden mindestens zwei weitere Tests gemacht, bevor die Krankheit diagnostiziert wird.

Mit einer Blutprobe prüft man, ob die HLA-Gruppe **(DQB1 0602)** vorliegt. Das kostspielige Verfahren ist nur angezeigt bei unvollstän-digen Narkolepsie-Formen. Ist er negativ, liegt keine Narkolepsie vor.

Die Dosis von **Hypocretin-1** in der Rückenmarksflüssigkeit (durch Lumbalpunktion) kann auf jeden Fall geprüft werden. Die Hypocre-tin-1-Rate ist bei Narkolepsie-Kataplexie-Betroffenen erhöht. Da-gegen ist die Verringerung der Hypocretin-1-Rate relativ außerge-wöhnlich bei Menschen, die an Narkolepsie ohne Kataplexien leiden.

Ist sie atypisch, kann die Narkolepsie mit anderen Schlaferkrankungen wie der idiopathischen Hypersomnie, dem Apnoe-Syndrom, einer verdeckten Depression oder einer Somnolenz einhergehen, die durch die Behandlung mit Beruhigungsmitteln oder durch chronischen Schlafmangel ausgelöst wurde.

• DIE BEHANDLUNG

Da es zurzeit keine Heilbehandlung für diese Erkrankung gibt, geschieht diese ausschließlich symptomatisch. Diejenigen mit Tages-Somnolenz und Einschlafanfällen erhalten Substanzen wie Modafinil, Methylphenidat, Pitolisant und können Siestas machen, solange diese kurz und erholsam sind. Auch eine gute Schlafhygiene ist vonnöten. So können bis zu 70 % der Anfälle am Tag reduziert werden. Die Behandlung der Kataplexie beruht auf stimulierenden Antidepressiva wie etwa Venlafaxin oder Fluoxetin oder auch Natriumoxybat, das gleichermaßen den Nachtschlaf verbessern kann.

In einigen Fällen ist nach der Diagnose **eine psychologische Unterstützung** sinnvoll, denn diese Erkrankung hat erhebliche Auswirkungen auf das soziale Leben. Betroffene Kinder oder Jugendliche können schulische Probleme bekommen, die sich mit der Behandlung, einem kurzen Mittagsschläfchen und einem Drittel mehr Zeit für die Vorbereitung auf Prüfungen beheben lassen.

Diese Erkrankung kann zweifellos dem Berufsleben durch Leistungsabfälle oder Arbeitsunfälle schaden. In einigen Fällen ist es sogar nötig, um einen anderen Arbeitsplatz zu bitten. Grundsätzlich bietet sich ein Umbau der Arbeitsstunden an.

Was **das Fahren eines Autos** anbetrifft, so ist es mit der Krankheit im Falle einer anhaltenden Somnolenz unvereinbar, denn das Risiko eines Unfalls ist erhöht. Eine Fahreignung ist in Deutschland nicht gegeben, wenn die Schlafstörung nicht behandelt wird und eine messbare auffällige Tagesschläfrigkeit vorliegt. In seinen wachen Phasen dagegen ist ein Narkolepsie-Patient in der Lage, sein Fahrzeug so sicher zu führen wie ein gesunder Mensch, deshalb kann ihm nicht generell die Fahreignung abgesprochen werden. Es muss aber sichergestellt sein, dass er nur in wachen Phasen Auto fährt. Fährt jemand bei Tagesschläfrigkeit noch Auto und verursacht einen Unfall, begeht er nach § 316b StGB138 eine Straftat.

IDIOPATHISCHE HYPERSOMNIE

Bei der idiopathischen Hypersomnie nimmt die Schlafdauer zu. Die Prävalenz ist nicht bekannt, man schätzt sie aber auf 1 zu 10 000. Das Alter der Erstmanifestation schwankt (oft unter 25 Jahren) und beide Geschlechter sind gleich betroffen. Die Ursachen sind noch unklar.

Es gibt zwei Formen: eine nah an der Narkolepsie mit kurzem Einschlafen zwischendurch, aber stets NON-REM-Schlaf, und eine weitere, die durch länger dauernden Schlaf charakterisiert ist (ein Nachtschlaf von zehn Stunden und mehr, eine mehr oder weniger ausgeprägte Tagesschläfrigkeit, mit Episoden langen, aber nicht erfrischenden Schlafs, schwieriges, passives Aufwachen, verbunden mit Taumelgefühlen).

Die idiopathische Hypersomnie ohne Zunahme der Schlafdauer äußert sich durch eine ausgeprägte Tagesschläfrigkeit mit unfreiwilligen Schläfchen, die mehr oder weniger munter machen. Der Nachtschlaf dauert normal lang oder ist etwas ausgedehnter, aber kürzer als zehn Stunden, die Qualität des Erwachens meist unauffällig. Die Anwesenheit der Kataplexie schließt die Diagnose der idiopathischen Hypersomnie aus.

• DIE DIAGNOSTIK

Sie ist komplex, denn andere Gründe für Somnolenz müssen ausgeschlossen und das Schlafübermaß eingeordnet werden. Beim Patienten erfolgt während einer Nacht die Aufzeichnung der Hirnströme, danach folgen iterative Schlaf-Latenztests (TILE) bei mehrmaligem täglichem Einschlafen. Diese Untersuchungen enthüllen meist einen schnellen, kurzen Tagesschlaf (weniger als acht Minuten), mit einem Maximum im paradoxen Schlaf. Eine 24-Stunden-Aufzeichnung erfolgt zusätzlich, wenn die idiopathische Hypersomnie mit einer Zunahme der Schlafdauer einhergeht. Somit stehen die Daten für einen mehr als zehn Stunden dauernden Nachtschlaf zur Verfügung sowie für einen Mittagsschlaf, der länger als eine Stunde dauert.

Die **Aktigraphie**, die eine Überprüfung der täglichen Schlafdauer ermöglicht und über 15 Stunden durchgeführt wird, erlaubt es, das chronische Erschöpfungssyndrom auszuschließen. Mit einer

Schlafaufzeichnung lässt sich eine Narkolepsie, eine Rhythmus-Verschiebung oder ein gesplitteter Schlaf (aus motorischen oder atmungstechnischen Gründen, wie etwa beim **Apnoe-Syndrom**) ausschließen.

Eine psychologische Bilanz schließt eine Hypersomnie psychiatrischen Ursprungs aus. Schließlich kann mithilfe einer neuroradiologischen Untersuchung festgestellt werden, ob eine zerebrale Verletzung vorliegt.

• DIE BEHANDLUNG

Sie ruht auf wachmachenden Stimulanzien, wie bei der Narkolepsie. Das Modafinil ist aufgrund seines Nutzen-/Risiko-Verhältnisses das Mittel erster Wahl, dann folgen Methylphenidat oder Pitolisant. Diese Stimulanzien wirken aktiv auf die Tagesschläfrigkeit, sie zeigen allerdings geringe Wirkung auf die Passivität beim Erwachen und die Zunahme der Schlafdauer bei der idiopathischen Hypersomnie.

WENN MAN SCHLÄFT, LENKT MAN SICH VON DER WELT AB.

(JORGE LUIS BORGES)

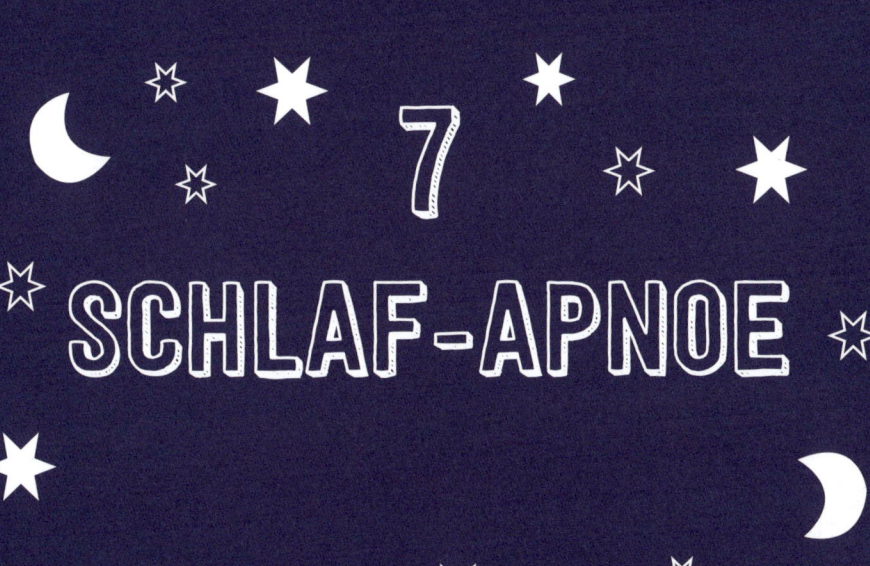

7

SCHLAF-APNOE

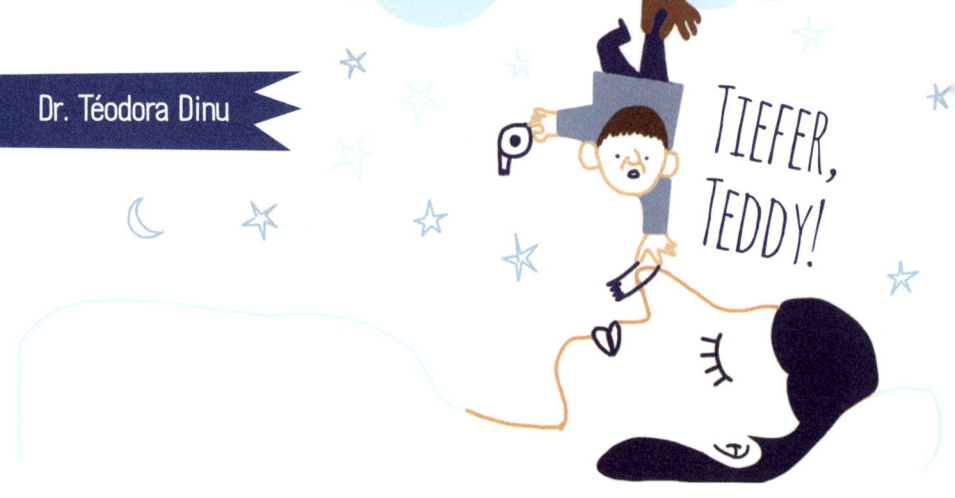

Dr. Téodora Dinu

TIEFER, TEDDY!

Die Schlaf-Apnoe zu diagnostizieren, erfordert einige Untersuchungen. Unbehandelt hat die Erkrankung allerdings unbestritten Folgen auf Lebensqualität und Gesundheit. Bei jeder Apnoe stehen Herz und Gehirn unter Stress. Nacht für Nacht wird der Schlaf gestört, die Qualität leidet darunter, tagsüber sind Betroffene ständig müde. Da die Atmung aussetzt, wird die Nacht immer wieder unterbrochen, weil der Organismus sich bemüht, wieder zu Atem zu kommen.

RUND 5 % DER MENSCHEN SIND BETROFFEN

Als Atmung bezeichnet man die Gesamtheit der Funktionen, die den Sauerstoff- und Kohlendioxidaustausch zwischen Atmosphäre und Zellen des Organismus gewährleisten. Etymologisch betrachtet bezeichnet die Apnoe das Aussetzen der Atmung (vom altgriech. *pnein* = atmen), also den Atemstillstand. In Wirklichkeit erlebt jeder von uns nachts minder schwere Apnoen – bis zu fünf in der Stunde. Werden es aber mehr als 30 in der Stunde, ist die Situation besorgniserregend. Eine Apnoe kann zehn bis 30 Sekunden, ja sogar 60 Sekunden dauern.

Das heißt, Sie können bis zu zwei Stunden Atemaussetzer haben, während Sie schlafen.

Die Schlaf-Apnoe äußert sich durch die **Blockade des Atemflusses (Hypopnoe)** und **Atemunterbrechungen im Schlaf (Apnoe)** und ist verbunden mit thorakalen und abdominalen Anstrengungen. Die Schlaf-Apnoe betrifft Männer und Frauen jeden Alters, ja selbst Kinder. Das Schlaf-Apnoe-Syndrom (SAS) ist eine häufige Atemstörung, die gravierende Folgen für die Gesundheit haben kann.

- **Schlechte Schlafqualität**, verbunden mit häufigem Erwachen aufgrund thorakaler und abdominaler Beschwerden
- **Somnolenz und Müdigkeit** am Tag
- Langfristig **kardiale und zerebrale Probleme**

Das Schlaf-Apnoe-Syndrom (SAS) kann **obstruktiv** sein (OSAS): Diese Form tritt am häufigsten auf. Hierbei gelangt die Luft nicht in die Lungenflügel, weil die oberen Atemwege blockiert sind. Daneben existieren andere Apnoe-Formen, die eher selten auftreten, zum Beispiel die **zentrale Apnoe** (ZSAS), das **Obesitas-Hypoventilations-Syndrom** und die **gemischte Apnoe**. Bei der zentralen Apnoe ist der Atemstillstand zentrale Ursache (Zentralnerven im Stammhirn), nicht die peripheren Atemwege. Das Obesitas-Hypoventilations-Syndrom betrifft durch kombinierte Mechanismen Übergewichtige. Schließlich verbindet die gemischte Apnoe sowohl OSAS als auch ZSAS.

DER GENETISCHE PART

Der genetische Anteil wird auf 30–40 % geschätzt. Es gibt OSAS-Familien. Das Risiko für eine OSAS liegt bei 1,3, wenn Verwandte betroffen sind, und 2,3, wenn 3 Verwandte darunter leiden.

Unterschiedliche
Nacht-Apnoen
(Asthmaanfall
oder Angst-
attacke)

Plötzliches
Erwachen mit
Erstickungs-
gefühl

Vielfach Schlaf-
losigkeit, ent-
weder schlecht
durchschlafen
oder früh
aufwachen

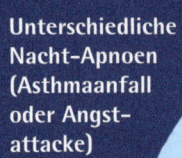

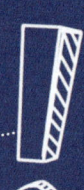

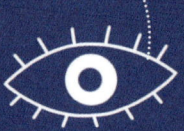

RONNn

Schnarchen in
95 % aller Fälle

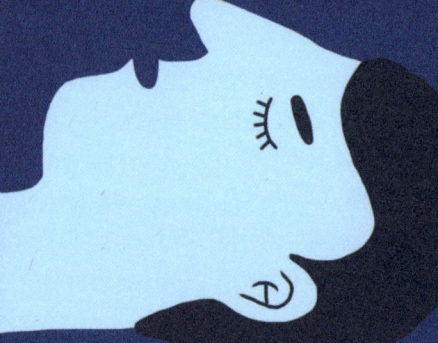

Unruhiger
Schlaf

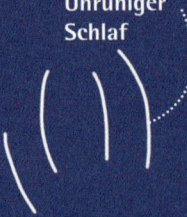

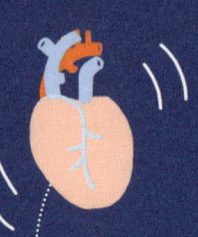

Arterielle,
pathologische
und kardiale
Hypertonie

Nachtschweiß
(durch
Hyperkapnie)

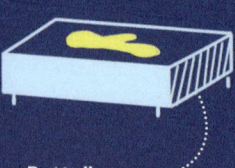

Bettnässen

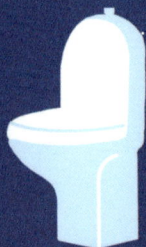

Vermehrtes
Harnlassen
in der Nacht
(Nykturie)

FÜR DIE SCHLAF-APNOE?

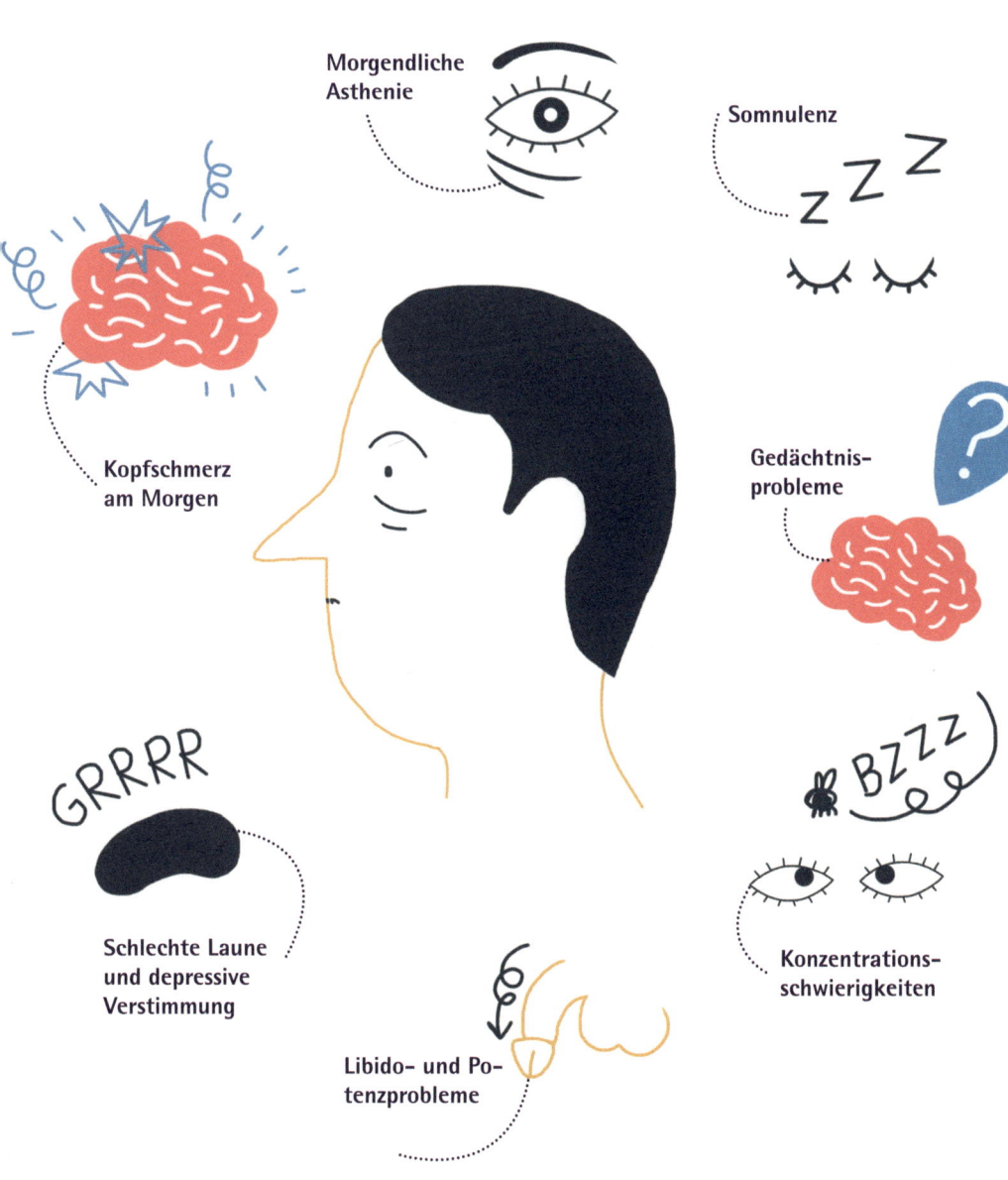

Morgendliche Asthenie

Somnulenz

Kopfschmerz am Morgen

Gedächtnisprobleme

Schlechte Laune und depressive Verstimmung

GRRRR

BZZZ

Konzentrationsschwierigkeiten

Libido- und Potenzprobleme

WAS PASSIERT BEI DER ATMUNG?

Einatmen und Ausatmen – diese grundlegenden Prozesse werden im allgemeinen Sprachgebrauch als Atmung verstanden. Das zuständige Organ: die Lunge.

Atmung ist ein biologischer Prozess, bei dem molekularer Sauerstoff aufgenommen und in die Zellen transportiert wird. Im Gegenzug wird Kohlendioxid produziert und abgegeben. Die **pulmonale Atmung** erneuert die Luft in den Lungenflügeln. Das geschieht durch die Aktivität der Atmungsmuskeln, dessen wichtigster Muskel das Zwerchfell ist. Der Sauerstoff gelangt mit der eingeatmeten Luft dank der Atmungsbewegungen in die **Lungenbläschen** (das ist die eigentliche Beatmung), anschließend verteilt er sich im Blut, das ihn ins Gewebe und ins Zellinnere transportiert. Das dabei produzierte CO_2 nimmt dann den umgekehrten Weg.

Im Ruhezustand werden etwa 7,5 l Luft pro Minute ein- und ausgeatmet: Das ist das Gesamtvolumen bei einer Atmungsfrequenz von 15 Atemzügen pro Minute. Etwa 5 l Luft gelangen pro Minute in den alveolären Raum. Der Rest verbleibt im »toten Raum«, das heißt, das Volumen ist nicht an der Atmung oder am Sauerstoffaustausch beteiligt.

WIE FUNKTIONIERT DAS?
Den Motor des Gasaustausches zwischen den Alveolen (Lungenbläschen) und der Umgebungsluft, also der Motor der Beatmung, entsteht durch den unterschiedlichen Druck, der zwischen diesen beiden Milieus besteht. Geht man davon aus, dass der atmosphärische Druck gleich 0 ist, ergibt sich daraus, dass während der Einatmung der pulmonale Druck negativ ist, beim Ausatmen ist er positiv.

Um diesen Druck zu erreichen, muss das Lungenvolumen sich beim Einatmen vergrößern und während der Ausatmung verringern. Das wird zum einen direkt sichergestellt durch die Bewegungen des Zwerchfells und zum anderen indirekt durch die Atmungsmuskulatur, die auf die Brusthöhle einwirkt.

CO_2

O_2

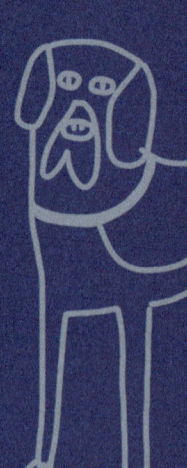

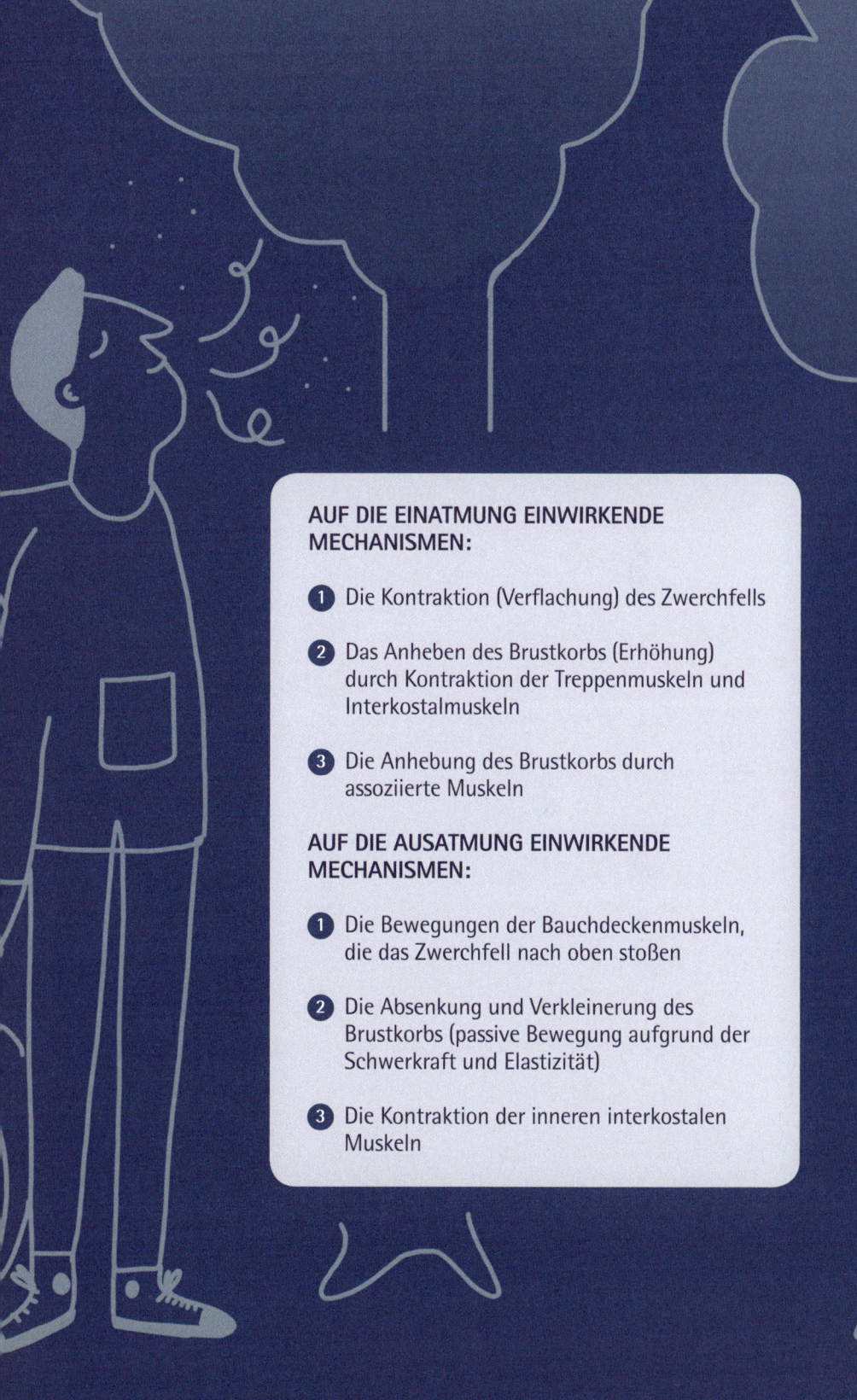

AUF DIE EINATMUNG EINWIRKENDE MECHANISMEN:

1. Die Kontraktion (Verflachung) des Zwerchfells

2. Das Anheben des Brustkorbs (Erhöhung) durch Kontraktion der Treppenmuskeln und Interkostalmuskeln

3. Die Anhebung des Brustkorbs durch assoziierte Muskeln

AUF DIE AUSATMUNG EINWIRKENDE MECHANISMEN:

1. Die Bewegungen der Bauchdeckenmuskeln, die das Zwerchfell nach oben stoßen

2. Die Absenkung und Verkleinerung des Brustkorbs (passive Bewegung aufgrund der Schwerkraft und Elastizität)

3. Die Kontraktion der inneren interkostalen Muskeln

WIE WIRD DIE ATMUNG REGULIERT?

Unter Atmungsregulation versteht man die Anpassung des Gasaustausches in der Lunge an die Stoffwechselbedürfnisse des Organismus. Die Atmung ist einer **zentralen Regulation** unterworfen. Die Atmungsmuskeln sind durch mehrere Nerven innerviert.

Um das Ganze zu veranschaulichen, nennen wir zentral alles im Gehirn und peripher alles, was sich außerhalb des Gehirns befindet.

In der Medulla oblongata (wo sich die Atmungszentren befinden) gibt es miteinander verschaltete Nervenkerne, die beim Ein- und Ausatmen aktiv sind und den Atemrhythmus gewährleisten.

Die Neuronengruppen agieren abwechselnd (Stimulation und Hemmung), was sich erst in der Einatmung, anschließend in der Ausatmung äußert.

Die Bedeutung der unwillkürlichen Atmungsaktivität wird vor allem durch den partiellen Druck von Sauerstoff (O_2) und Kohlendioxid (Co_2) bestimmt. Reguliert wird dies durch Rückkopplung (oder Feedback) dieses partiellen Drucks. Eine wichtige Stellung dabei haben die sogenannten **Chemorezeptoren**. Diese Rezeptoren reagieren sensibel auf Veränderungen des Drucks und des pH-Werts. Es gibt zwei Arten von Chemorezeptoren: **die peripheren und die zentralen.**

Die peripheren Chemorezeptoren, Seitenäste der Aorta und Halsschlagader, messen den Partialdruck des Sauerstoffs im arteriellen Blut. Sinkt dieser, wird die Atmung durch einen Impuls in den Nerven (Vagus und Nervus glossopharyngeus) verstärkt. In der Folge steigt der Partialdruck von Kohlendioxid im Blut. Eine Erhöhung des Partialdrucks von Co_2 und eine Verringerung des pH-Werts im Blut bewirken eine analoge stimulierende Aktion. Die Atmung wird eingeleitet.

Die **zentralen Chemorezeptoren** im Atemzentrum der Medulla oblongata reagieren auf eine Erhöhung des Kohlendioxidwerts (sowie auf ein Nachlassen des pH-Wertes in der zerebrospinalen Flüssigkeit). Dieser Stimulus verstärkt

Nase

CO_2

O_2

CO

O_2

Lungenflügel

Zwerchfell

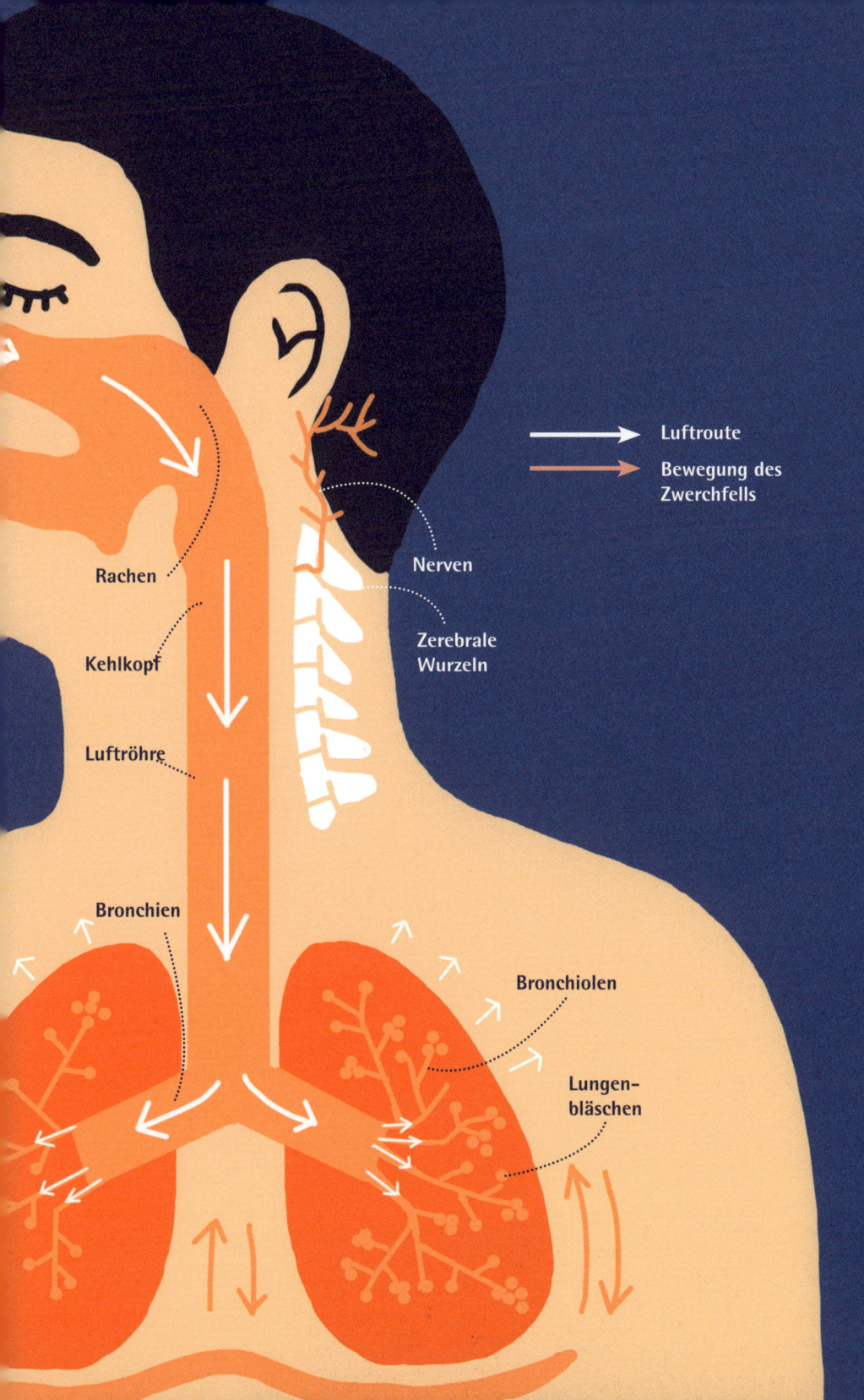

Rachen

Kehlkopf

Luftröhre

Bronchien

Nerven

Zerebrale
Wurzeln

Bronchiolen

Lungen-
bläschen

Luftroute

Bewegung des
Zwerchfells

die Atemtätigkeit zwecks Absenkung des CO_2-Wertes im Blut (und in der zerebrospinalen Flüssigkeit).

Abgesehen von dieser Regulation gibt es andere Faktoren, die Einfluss auf die Atmung haben:

Die **muskulären Proprizeptoren** und die des Sehnen- und Bandapparates werden stimuliert, wenn die muskuläre Arbeit zunimmt. Das führt zu einer Intensivierung der Atmung.

Die **Einflüsse seitens der wichtigen Zentren des zentralen Nervensystems** (Kortex, Limbisches System, Hypothalamus, Protuberanz) auf die Atmung spielen u. a. eine Rolle bei Emotionen (Angst, Schmerz, Überraschung usw.), bei Reflexen wie Niesen, Husten, Gähnen, Schlucken sowie bei mündlichem Ausdruck, Gesang usw.

Zudem wird die Atmungsaktivität durch die **Körpertemperatur** beeinflusst, die Zunahme (Fieber etwa) ebenso wie die Abnahme der Temperatur führen zu einer schnelleren Atmung: Im Hinblick darauf haben die Effekte der Temperatur eine Auswirkung auf die kutanen Rezeptoren und die Chemorezeptoren.

Hormone wirken ebenso auf die Regulation der Atmung ein. So ist die Atemfrequenz in der zweiten Hälfte des Menstruationszyklus und während der Schwangerschaft höher.

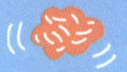 ## HYPERAKTIVITÄT ODER SCHLAFMANGEL?

Auch Kinder können an der obstruktiven Schlaf-Apnoe leiden. Vor 2006 wurden Jugendliche, die an Hyperaktivität litten, systematisch psychiatrisch untersucht. Da hat man festgestellt, dass ein nicht behandeltes Schlafproblem der Ursprung für die Erkrankung sein könnte. Der Schlafmangel kann von einer Schlaf-Apnoe her rühren oder, was häufiger der Fall ist, weil das Kind für sein Alter einfach zu wenig Schlaf bekommt. Die richtige Schlafhygiene (regelmäßig und entsprechend dem Alter ausreichende Stundenzahl) ist entscheidend, bevor man nach einer Krankheit sucht.

Damit die Luft in die Lungenflügel gelangt, muss sie **Mund und Rachen, Kehlkopf und Luftröhre** passieren. Schläft der Erkrankte ein, entspannen sich die Muskeln des Halses und der Weg der Luft wird enger, dann schließt er sich. Die Wände kleben zusammen und der Schlafende kann nicht mehr atmen: Das ist die Apnoe. Diese Situation verschärft sich durch Übergewicht, denn das Fett lässt sich auch im Hals und auf der Zunge nieder.

Normalerweise hat der Schlaf wichtige **Veränderungen des thorakal-pulmonalen Mechanismus, der oberen Atemwege und der zentralen Atemsteuerung zur Folge.** Im NON-REM-Schlaf ist die Atmung regelmäßig, im paradoxen Schlaf unregelmäßig. **Wenn wir schlafen, atmen wir weniger tief.** Je fester und tiefer der Schlaf also ist, desto mehr sinken Ventilation und Volumen ab. Dieser Abfall ist zum Ende der Nacht deutlich ausgeprägt.

Damit verbunden ist die Verringerung des Weck-Reflexes. Dabei handelt es sich um einen Dilatationsreflex der oberen Luftwege, der einsetzt, wenn der Luftdruck im Hals zu stark abfällt. Dieser Reflex ist sehr aktiv beim Erwachen und weniger aktiv während des Schlafes, insbesondere im paradoxen Schlaf und zum Ende der Nacht.

Der Pulmonal-Mechanismus ändert sich durch die **Liegeposition sowie durch die Verringerung des Tonus der Atemmuskulatur.** In den Schlafphasen lässt die Aktivität der Atemmuskulatur nach. Im paradoxen Schlaf ist dies besonders ausgeprägt, da eine Aufhebung der Aktivität assoziierter Muskeln hinzukommt. Die Atmung wird also unregelmäßig, schnell und oberflächlich. Die oberen Luftwege verkleben leichter, begünstigen das Schnarchen sowie die obstruktive Schlaf-Apnoe.

Der Schlaf geht einher mit **kardiovaskulären, physischen Veränderungen**, charakterisiert durch die Verringerung der Aktivität des sympathischen Nervensystems, einem Abfall des arteriellen Drucks, einer sinkenden kardialen und metabolischen Frequenz. Die Aktivität des Parasympathikus dagegen erhöht sich.

Insgesamt wird das kardiovaskuläre System ruhiggestellt. Diese Ruhigstellung hängt zusammen mit der nachlassenden Aktivität des sympathischen Nervensystems: Das hat eine große Bedeutung.

Das **OSAS-Syndrom (obstruktive Schlaf-Apnoe)** ist eine Erkrankung, bei der die Verringerung des Muskeltonus im Rachenraum verantwortlich ist für die wiederholte Schließung der oberen Luftwege und damit für die Atemaussetzer.

Dadurch rufen **Apnoen und Hypopnoen** wiederholt sogenannte **Hypoxämien (Abfall des Sauerstoffs im Blut) und Hyperkapnien (Zunahme von Kohlendioxid im Blut) sowie kleine Weckreaktionen** hervor. Diese kurzen Aufwachmomente unterbrechen den Schlaf. Bei jedem kurzen Erwachen erhöht sich die Aktivität des sympathischen Nervensystems, was wiederum zu einer Beschleunigung der Herzfrequenz und zu einer Erhöhung des Blutdrucks führt.

Die **OSAS** unterbricht also die Ruhigstellung des kardiovaskulären Systems mit der Folge, langfristig für die Entwicklung kardiovaskulärer Krankheiten empfänglicher zu sein.

DIE FOLGEN DES ÜBERGEWICHTS

Vorhandenes Übergewicht bringt eine Verringerung der Brustkorb-Ausdehnung sowie ein Nachlassen der Zwerchfell-Mobilität mit sich. Überdies kann sich das Fett auch auf Höhe der oberen Luftwege niederlassen und den Verschluss vergrößern.

Verliert man Gewicht, reduziert sich zwar die Schwere der Schlaf-Apnoe, doch die Genesung ist eher selten. Die Adipositas-Chirurgie im Bereich Gastroplastik ist manchmal bei sehr schwerer Adipositas bei einem Body-Mass-Index (BMI) von mehr als 35 kg/m² angezeigt. Vor einer solchen Operation jedoch muss die **OSAS** diagnostiziert und behandelt werden, um Probleme bei Anästhesie und Operation zu vermeiden.

WIE LASSEN SICH DIE RISIKEN EINER OBSTRUKTIVEN SCHLAF-APNOE MINIMIEREN?

Denken Sie daran, dass eine schlechte Schlafhygiene, was Quantität und Qualität des Schlafs anbetrifft (spannende digitale Tools z. B.), Ursache einer Schlaf-Apnoe sein kann. Auch das Trinken von Alkohol am Abend, die Einnahme von Schlafmitteln oder bestimmter Medikamente wie Benzodiazepine oder Betablocker, begünstigen diese. Ebenso Übergewicht, ja selbst Rauchen, das eine chronische Entzündung aller Schleimhäute des Atmungstrakts zur Folge hat.

WELCHE LÖSUNGEN GIBT ES?

Die Behandlungen werden auf den jeweils vorherrschenden Mechanismus der Betroffenen **individuell** zugeschnitten. Unabhängig davon müssen Hygiene- und Ernährungsregeln eingehalten werden.

Die einzige Behandlung, die beim mäßigen und schweren Schlaf-Apnoe-Syndrom Wirkung zeigt, ist die **Positivdruckbeatmung (CPAP).** Die pneumatische Schienung ist das **therapeutische Goldstandardverfahren**. Dies gilt ebenso für Somnolenz, kognitive Schwierigkeiten, Lebensqualität, Reduktion des Blutdrucks und die Vermeidung kardiovaskulärer Ereignisse, insbesondere bei koronarer Insuffizienz.

Die Positivdruckbeatmung erzeugt mithilfe einer Nasen- oder Gesichtsmaske in den oberen Atemwegen einen Überdruck von 5–15 mbar. Dieser Überdruck verhindert, dass die oberen Atemwege sich schließen (durch eine Art pneumatische Schiene). Gleichermaßen erhöhen sich das Lungenvolumen und der Sauerstoffgehalt im Organismus.

Die **CPAP korrigiert nächtliche Atmungsanomalien** sowie zufällige Störungen und sorgt für ein normales Erwachen. Ihre Wirksamkeit für die Reduzierung kardiovaskulärer Risiken gilt als gesichert. CPAP normalisiert die Atmung während des Schlafs und unterdrückt **Hyperaktivitätsspitzen** des sympathischen Nervensystems.

Natürlich muss der Arzt seinen Patienten begleiten, damit dieser die Behandlung nicht vernachlässigt. Die Nennung der Ursachen der Erkrankung und der Wunsch, sie zu behandeln, um die Folgen zu begrenzen, die Wahl einer Maske und eine gute Prävention sind die essenziellen Elemente.

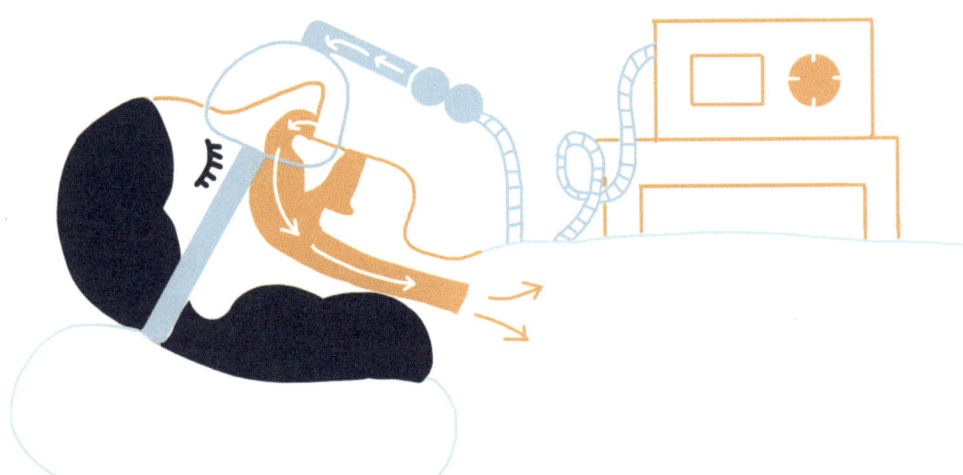

PATIENTENBERICHT

Ich habe eine Patientin, Frau M., mit OSAS (obstruktives Schlaf-Apnoe-Syndrom) begleitet. Sie war 59 Jahre alt, diagnostiziert wurde die Krankheit, als sie 54 war. Seit dem 50. Lebensjahr befand sie sich in der Menopause, und ihre Symptome hatten sich seitdem ständig verschlimmert: starke Hitzewallungen, ein- bis zweimal in der Nacht Wasserlassen, große Müdigkeit am Morgen und so chronisch müde, dass sie an den Wochenende praktisch nur schlief und sich ausruhte. Seelisch war sie sehr mitgenommen. Mit 53 Jahren hatte sie eine Hormonersatztherapie begonnen, doch diese hatte ihre Symptome nicht verbessert.

Die noch recht junge Frau schlief viel, hatte keine erholsame Nachtruhe und war ständig so müde, dass sie resignierte und glaubte, dass dies ihr »lymphatisches Gemüt« sei und man nichts machen könnte. Ihr Ehemann war nicht sehr verständnisvoll und machte sich auf sarkastische Weise über sie und ihr »Gemüt« lustig. Fast hätte sie völlig resigniert. Doch als die nächtlichen Symptome sich verschärften, beschloss sie, sich wegen ihrer Schlaflosigkeit untersuchen zu lassen. Schließlich diagnostizierte man eine mittelschwere OSAS.

Sofort begann sie mit der vorgeschlagenen Behandlung mit dem Atemgerät, ohne sich davon viel zu versprechen. Doch die Überraschung folgte schnell: Nach einigen Behandlungstagen waren ihre Symptome verschwunden (nicht mehr müde, kein nächtliches Wasserlassen, keine nächtlichen Schweißausbrüche). Sie fühlte neuen Schwung und Lebenslust, etwas, das sie seit Jahren nicht empfunden hatte. Sie hatte überschäumende Energie, und das mit dem Aufstehen! Sie kam nicht noch mal wieder!

Die **mandibuläre Protrusionsorthese (MPS)** ist ein weiterer Lösungsansatz. Damit soll die Mandibula (Unterkiefer) wieder in die Ventralstellung (Protrusion) gerückt werden, um so die oberen Atmungsorgane zu öffnen. Die Orthese sitzt auf den Zähnen, um so die Position des Unterkiefers während des Schlafes aufrechtzuerhalten.

Obwohl sie zu dentalen Beschränkungen und zu einer Kraniomandibulären Dysfunktion führen kann, ermöglicht diese Behandlung doch eine **Erweiterung der oberen Atemwege**. Die Luft wird nicht mehr so schnell eingeatmet, was Vibrationen der Weichteile der oberen Luftwege, die fürs Schnarchen verantwortlich sind, reduziert.

Diese interessante Behandlungsmöglichkeit ist nichtsdestotrotz weniger effektiv als die CPAP, moderate Apnoen inbegriffen.

Die Evaluation der nötigen Behandlung erfordert eine Aufzeichnung mit der Orthese in einem spezialisierten Schlaflabor, denn es existiert häufig eine Diskrepanz zwischen der klinischen Verbesserung und den Ergebnissen der Aufzeichnung.

Nebenwirkungen: Kieferschmerzen, dentale Verschiebungen und eine maxillo-mundibuläre Verlagerung.

Die **Haltungstherapie** richtet sich an Patienten, die auf dem Rücken liegend Apnoen oder Hypopnoen entwickeln. Zur Behandlung gehört, dass Betroffene eine **Schlafposition auf der Seite** wählen.

Unterschiedliche Techniken können eingesetzt werden: Tennisball, der im Rückenteil des Pyjamas fixiert wird, ein Stück festes Plastik auf den Schulterblättern, Kissen mit Riemen.

Die Wirksamkeit der Behandlung sollte durch die Aufzeichnung in einem Schlaflabor verifiziert werden.

Kieferorthopädie: Der Kieferorthopäde kann frühzeitig erkennen, ob ein Kind an Atemproblemen leidet. Alle respiratorisch oralen Kinder leiden nicht an Apnoe, doch viele von ihnen können Hypopnoen entwickeln.

Derzeit haben die kieferorthopädischen Techniken eine validierte Wirkung. Ein Kieferorthopäde wird diejenigen Techniken anwenden, die das **maxillo-mandibulare Wachstum** fördern.

Betroffen sind Menschen, die eine **Dysmorphie des Kiefers** besitzen, die Ursache für die OSAS sein könnte: mandibuläre Retrognathie (Retromandibulie), Retromaxillie, Endognathie.

Hals-Nasen-Ohren-Heilkunde (Otorhinolaryngologi, ORL)**:** Bei der Krankheit OSAS haben wir gesehen, dass auch Kinder betroffen sein können. Ein Facharzt für ORL kann die Anwesenheit von hypertrophischen Mandeln und Polypen aufspüren, die die nächtlichen Atemstörungen erhärten. In diesem Fall sind die **Tonsillektomie (vollständige Entfernung der Gaumenmandeln) und die Entfernung der Polypen** vorteilhaft und kommen Komplikationen der OSA zuvor.

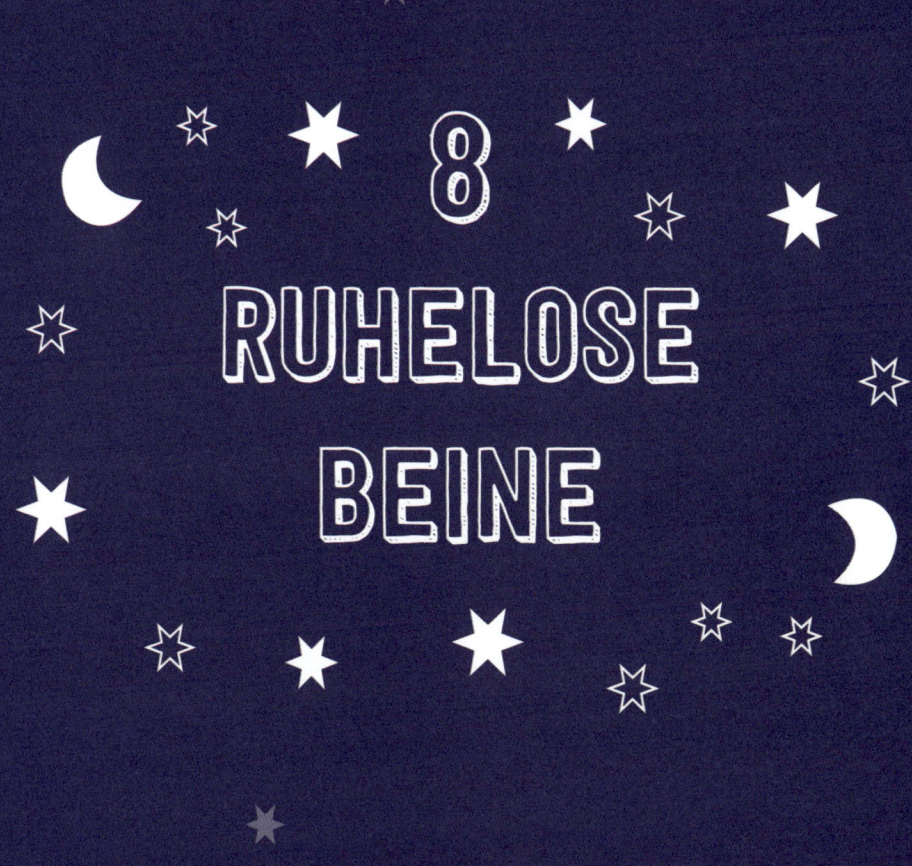

8
RUHELOSE
BEINE

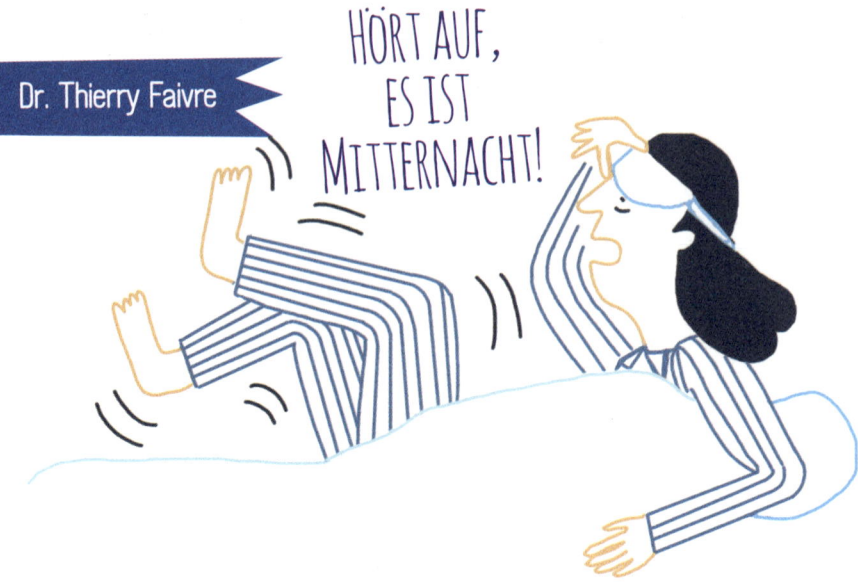

Das kitzelt, kribbelt, brennt und dauert die ganze Nacht! Man kann nichts machen, nur 100 Schritte durch das Haus laufen ... Ruhelose Beine bzw. Restless Legs können schnell zur Hölle werden. Wie findet man endlich Ruhe?

DA IST GANZ SCHÖN WAS LOS!

Das Restless Legs Syndrom (RLS) ist eine noch kaum bekannte Erkrankung. Sie äußert sich durch unangenehme und aufweckende Missempfindungen in den Gliedmaßen, meist in den unteren (von daher der Name Restless Legs). Die offizielle Bezeichnung der Erkrankung lautet: Unruhige Beine, Wittmaack-Ekbom-Syndrom oder Willis-Ekbom Syndrom nach den beiden Medizinern, die die Erkrankung erstmals beschrieben. In 80 % aller Fälle werden unruhige Beine von periodischen Bewegungen der Gliedmaßen begleitet.

Unruhige Beine äußern sich durch Missempfindungen in den Gliedmaßen (man spricht von Parästhesie): Kitzeln, Kribbeln, Ziehen,

Brennen, Dehnen und weitere schwer definierbare Empfindungen, die vor allem gegen Abend und in der Nacht auftreten und durch Ruhe ausgelöst sowie durch Bewegung gelindert werden. Man kann dabei nicht direkt von Schmerzen sprechen (bzw. es handelt sich allenfalls um leichte Schmerzempfindungen), sondern vielmehr von einem Gefühl des Unbehagens, etwas Unangenehmes, das irritiert.

Es gibt vier diagnostische Ansätze: 1) die Parästhesie; 2) zeitlicher Rhythmus (Auftreten am Abend und in der Nacht); 3) Verschlimmerung in Ruhe; 4) Erleichterung durch Bewegung.

In schweren Fällen sind auch die Oberschenkel betroffen, ja sogar das kleine Becken und die oberen Gliedmaßen. Im letzteren Fall kann die Art der Missempfindungen von denen der Beine abweichen (z. B. Kribbeln in den Beinen, Juckreiz in den Unterarmen). Zudem zeigen sich die Missempfindungen in schweren Fällen auch tagsüber, besonders ausgeprägt sind sie aber meist abends und nachts. Dieses abendliche Wiederaufflammen ist ein typisches Symptom der Erkrankung.

Zu den typischen Umständen, in denen die Beschwerden sich äußern, gehören die lang anhaltende Sitzposition (sich hinziehende Mahlzeit, Kino usw.) und die Liegeposition. Bewegung beruhigt, aber nie für lange Zeit. Nach einigen Sekunden kommt das unangenehme Empfinden wieder. Man kann sich gut vorstellen, wie schwer es für Betroffene ist, dabei einzuschlafen ... In einigen Fällen bringt die Anwendung von Eis oder Kälte Linderung: Betroffene gehen dann ins Bad, um kaltes Wasser über die Beine laufen zu lassen, tragen Spray auf oder erfrischende Salben oder Gels aus dem Tiefkühlschrank.

Für Betroffene können die Beschwerden zur Hölle werden. Sie gehen nicht mehr mit Freunden aus, nicht ins Restaurant oder Kino, weil sie einfach nicht unbeweglich bleiben können.

Hinzu kommt, dass sie ständig müde sind, weil sie sich immer bewegen müssen, um diese unangenehmen Empfindungen loszuwerden. Einige Betroffene beschreiben qualvolle Schmerzen, die an ein starkes Brennen erinnern. Eine medizinische Evaluation ist nötig, um eine andere Erkrankung auszuschließen. Manchmal sind unruhige Beine auch Begleiterscheinungen medikamentöser Behandlungen.

Noch kennt man die Ursache für dieses Phänomen nicht. Es gibt Spuren, die zum zerebralen Stoffwechsel von Dopamin und Eisen führen, aber das ist noch ziemlich schwammig.

Wir kennen eine schwere Unruheform, die von Neuroleptika ausgelöst wird, die sogenannte Akathisie. Diese ist meist sehr intensiv, aber nicht zeitgebunden (sie ist morgens nicht schwächer ausgeprägt als am Abend).

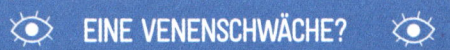

◉ EINE VENENSCHWÄCHE? ◉

Unruhige Beine werden oft mit einer Venenschwäche der unteren Gliedmaßen verwechselt. Beiden bringt es Linderung, wenn man geht. Der große Unterschied besteht darin, dass die ausgestreckte Position der Beine die Venenschwäche beruhigt (anders als bei den unruhigen Beinen). Erhalten Betroffene dann Mittel gegen Venenschwäche, bringen diese keinerlei Resultate (abgesehen vielleicht von einem vorübergehenden Plazeboeffekt).

DAS EXPLODIERT PLÖTZLICH

Periodisch auftretende Bewegungen äußern sich auf rhythmische Art. Bei den minimalen Formen hebt sich der große Zeh, dann der Fuß (Fußbeugung). Bei ausgeprägten Formen beugt sich das Knie ein, danach die Hüfte. Manchmal greift die Bewegung auf ein oberes Gliedmaß über. Da beugt sich das Bein auf einer Seite oder das auf der anderen, manchmal beide gleichzeitig, manchmal im Wechsel – rechts, links (wie bei Pedalen). Eine Regel gibt es nicht, das hängt vom Individuum ab und vom abendlichen oder nächtlichen Zeitpunkt.

Die plötzlich auftretenden Bewegungen erscheinen einerseits, wenn Betroffene versuchen, diese zu vermeiden: Am Ende wird ihr Widerstand besiegt und die Bewegung vollzieht sich automatisch, als hätte man mit einem Hammer die Reflexe geprüft. Andererseits äußern sich die Bewegungen im Schlaf, oft im ersten Drittel der Nacht. Sie können im NON-REM-Schlaf und im paradoxen Schlaf auftreten.

👁 NORMAL ODER NICHT? 👁

Nach einer Schlafaufzeichnung (Polysomnographie) findet man nicht selten periodische Bewegungen der Gliedmaßen. Sie treten in regelmäßigen Intervallen auf, pro Salve mindestens vier Bewegungen, getrennt von einem Intervall von 5–90 Sekunden. Das Ganze wird als pathologisch erachtet, wenn diese zahlreich sind (mehr als 15 periodische Bewegungen pro Stunde) und eine kortikale Mini-Weckreaktion (Aufwachen, das einige Sekunden dauert, vom Schlafenden unbemerkt) zur Folge haben. Derartige Mini-Weckreaktionen sind ein Zeichen für eine erhebliche Schlafverschlechterung.

WAS KANN MAN IM ALLTAG MACHEN?

Die Behandlungen beider Erkrankungen – ruhelose Beine und periodische Bewegungen – vermischen sich. Achten Sie auf Ihre Lebenshygiene und auf Ihre Ernährung!

• Reduzieren Sie bzw. lassen sie ganz Tabak, Alkohol (einige schwefelreiche Weine können manchmal für gelegentliche Unruhe verantwortlich sein) und Stimulanzien weg (Kaffee, Tee etc.)

- Vermeiden Sie möglichst am Abend körperlich schwere Aktivitäten, tagsüber jedoch sollten Sie sich regelmäßig körperlich betätigen!

- Essen Sie kein zu reichhaltiges Abendessen.

- Halten Sie einen regelmäßigen Wach-Schlaf-Rhythmus ein.

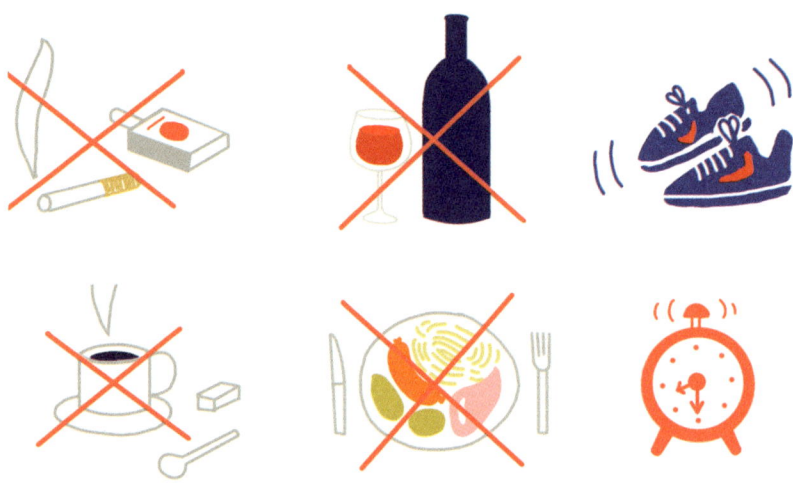

FEHLT IHNEN EISEN?

Der behandelnde Arzt wird untersuchen, ob assoziierte Erkrankungen vorliegen. So prüft er, ob genügend Eisen vorhanden ist. Dafür wird im Blut der **Ferretinwert** gemessen, das Molekül des Depot-Eisens. Dieses Depot ist ein annähernder Wert, denn in Wirklichkeit ist es der Speicher des zerebralen Eisens, dessen Wert man kennen muss. Um diesen zu erhalten, sind allerdings Untersuchungen des Liquor zerebrospinales notwendig (was man in der Praxis kaum macht, weil die Untersuchung invasiv und unangenehm ist). Wenn jedoch der

Ferretinwert unter 50 mg/ml liegt, ist der zerebrale Eisen-Speicher aller Voraussicht nach unzureichend.

Man muss deshalb mehrere Monate Eisenpräparate zu sich nehmen. Das kann eine dauerhafte Remission bewirken. Weshalb eine Behandlung über mehrere Monate? Weil das Eisen vom Verdauungstrakt nur gering verwertbar ist und absorbiert wird und weil nur ein kleiner Anteil geschluckt werden kann. Das Eisen kann zu Verstopfung und Bauchschmerzen führen und es färbt den Stuhl schwarz.

 ## UND WENN IHNEN DOPAMIN FEHLT?

Wenn keine assoziierte Erkrankung vorliegt, kein Eisenmangel vorliegt und hygienische und Ernährungsmaßnahmen nicht ausreichend Linderung bringen, muss man etwas anderes machen.

Eine erste Behandlungsmöglichkeit besteht darin, hohe Dosen einer Aminosäure (Aminosäuren sind die Bestandteile der Proteine) einzunehmen: das L-Tyrosin. Dies ist der Vorläufer des Dopamins, das heißt, das erste Material, aus dem das Gehirn Dopamin herstellt. Die Aminosäure hat den Vorteil, dass sie mithilfe eines zerebralen Enzyms, das eine begrenzende Funktion hat, verwandelt werden kann. Ist zu viel Tyrosin vorhanden, kann das Neuron nicht »erhitzen«.

Man nimmt es abends in einer Dosis von mindestens 1,6 g/täglich, und zwar 30 Minuten vor der Mahlzeit, das heißt, in einem Augenblick, in dem der Betroffene relativ nüchtern ist. Nimmt man die Dosis mit der Nahrung auf, kann die Anwesenheit anderer Aminosäuren zu einem Konkurrenzphänomen führen, was die Absorption durch den Verdauungstrakt betrifft. Es würde Tyrosin verlorengehen. Wenn man sich zum Schlafen legt, ist das Abendbrot weitgehend absorbiert, was die Verluste minimiert.

SANFTE ANSÄTZE UND/ODER KONVENTIONELLE MEDIKAMENTE

Die Anhänger der Phytotherapie empfehlen Baldrian in hohen Dosen (1–2 g am Tag). Das Problem sind Geschmack und Geruch, die als unangenehm empfunden werden, außerdem gibt es bisher keine umfassenden Studien – das betrifft die Phytotherapie insgesamt –, die eine Wirkung evaluieren können.

Einige Betroffene profitieren mit etwas Glück von der Akupunktur. Diese »sanften« Ansätze reichen nicht immer aus und man muss sich doch der Pharmakologie zuwenden. Die »chemischen« Behandlungen, auf die man zurückgreift, sind zuallererst Moleküle, die von Haus aus Epilepsie behandeln (man nennt sie deshalb auch Antiepileptika oder Antikonvulsiva), doch sie sind (zufällig) ausgestattet mit anderen Eigenschaften, die eine Wirkung auf die Unruhe, den Schmerz und/oder die Angst haben. Es handelt sich dabei um das Pregabalin und das Gabapentin, Moleküle, die vom Arzt verschrieben werden müssen. Sie haben eine lange Liste mit möglichen unerwünschten Nebenwirkungen. In der Praxis jedoch werden sie gut vertragen.

Zeigen diese keine Wirkung, kann man auf eine andere Molekülart zurückgreifen: die Dopaminagonisten Ropinirol und Pramipexol. Diese Produkte bringen erhebliche Linderung, aber leider, wie so oft, lässt die Wirkung mit der Zeit nach. Die Dosen müssen also mit dem Risiko einer therapeutischen Eskalation, gefolgt von einer Verpuffung, erhöht werden, das heißt, die frühere Situation kehrt zurück.

Man beanstandet ihre Rolle bei der Veränderung der natürlichen Parästhesie, die zu einfachen Beschwerden oder einem leichten Schmerz mit Verbrennungsempfindungen führt, die mehr oder weniger intensiv sind. Den Mechanismus jedoch versteht man nicht.

Es können eine Reihe von Nebenwirkungen auftreten, etwa Übelkeit, Schläfrigkeit, und in einigen Fällen können sie Schlafattacken (unfreiwilliges Einschlafen) nach sich ziehen. Auch Verhaltensstörungen (Hypersexualität, zwanghaftes Shoppen, krankhaftes Spielen, Aggressivität) können auftreten. Dann muss man die Behandlung sofort abbrechen und schnellstmöglich seinen Arzt aufsuchen.

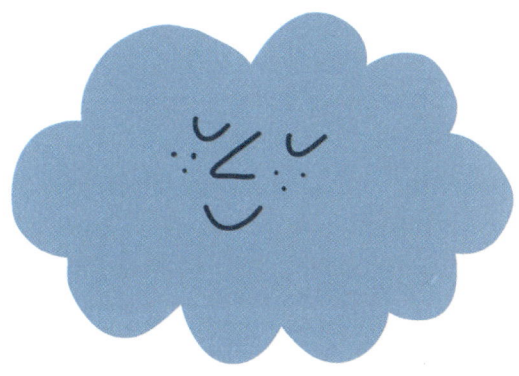

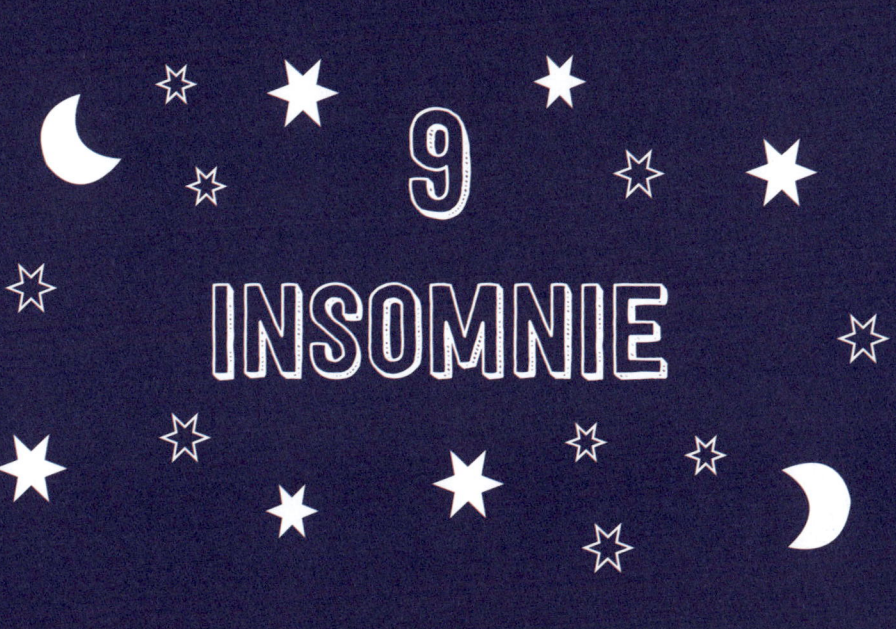

9
INSOMNIE

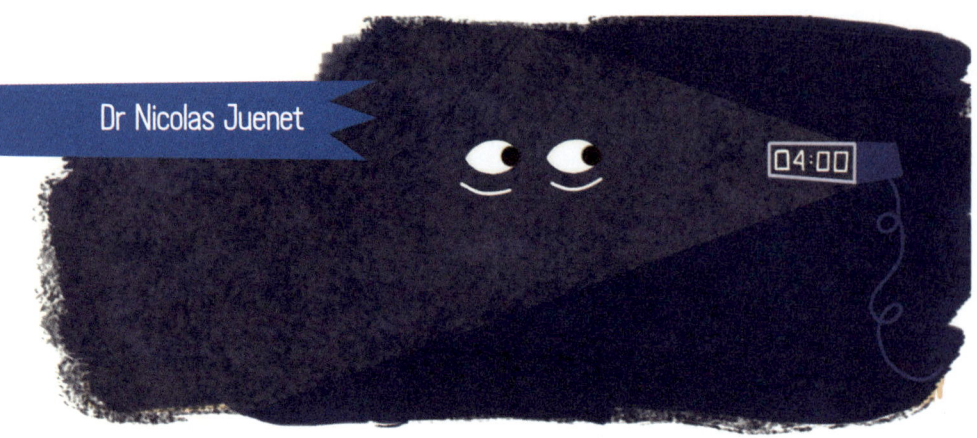

Dr Nicolas Juenet

Schlaflosigkeit (Insomnie) ist ein allseits bekanntes Phänomen, jeder kennt es. Mindestens einmal im Leben verbringen wir eine schlaflose Nacht. Man geht davon aus, dass 30 % der Bevölkerung unter Insomnie leiden – von gelegentlichen schlaflosen Nächten über 10 % bis hin zu regelmäßiger Ruhelosigkeit.

Etymologisch betrachtet könnte man annehmen, dass die Vorsilbe »in« in dem Wort Insomnie gleichbedeutend ist mit Abwesenheit von Schlaf, doch diese Definition wäre allzu reduzierend, ja sogar falsch. Schlaf ist ein lebenswichtiger und glücklicherweise stets anwesender Prozess, selbst bei schwersten Insomnien (abgesehen von einer Ausnahme, von der wir später noch sprechen), wenn auch in reduzierter Form. Deshalb ist es nur gerecht, Insomnie als Schlafmangel zu definieren, der sich in diversen Formen manifestiert: Einschlafprobleme, nächtliches Erwachen, zu frühes Aufwachen am Morgen. Zu diesen Manifestationen muss man unbedingt die mit Schlafmangel verbundenen täglichen Auswirkungen hinzuzählen: Müdigkeit, Konzentrationsprobleme, Gedächtnisprobleme, Reizbarkeit, Somnolenz, Folgen für Stimmung und Motivation sowie auf das soziale, familiäre und berufliche Leben. Der letzte Punkt ist unbedingt notwendig für die Diagnostik und ermöglicht, einen Unterschied zwischen an Schlaflosigkeit leidenden Menschen und Kurzschläfern – sie schlafen zwar wenig, aber für sie ausreichend – zu treffen. Wenn die Insomnie so häufig in der Bevölkerung vorkommt, dann vor allem wegen ihrer zahlreichen Formen und Ursachen.

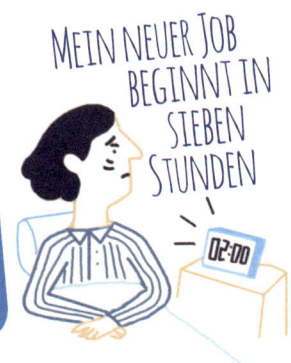

MEIN NEUER JOB BEGINNT IN SIEBEN STUNDEN

• **VERLUST DES OBLIGATORISCHEN BEWUSSTSEINS**
Dabei handelt es sich um das Pendant zum Konzept Primärbedürfnis. Ob wir nun wollen oder nicht, und Pech für diejenigen, die es als Zeitverlust betrachten: Es kommt ein Moment, wo wir uns dem Schlaf nicht mehr entziehen können, auch wenn wir versuchen, den Wachzustand hinauszuzögern. Den absoluten Rekord hält – wissenschaftlich bestätigt – Randy Gardner (s. S. 67).

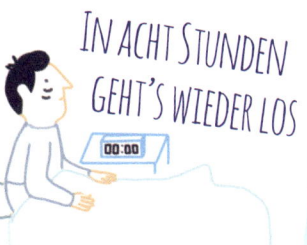

IN ACHT STUNDEN GEHT'S WIEDER LOS

• **VORÜBERGEHEND UND BEGRENZT**
Es ist sehr viel schwieriger, seine Schlafenszeit auszudehnen als den Schlaf einzuschränken.

AKUTE SCHLAFLOSIGKEIT

Das ist eine Anpassungs-Schlaflosigkeit: eine Insomnie von kurzer Dauer als Reaktion auf eine Stress-Situation (familiäres Problem, berufliche Schwierigkeiten usw.). Sie vergeht spontan wieder oder kann sich im Falle einer Dramatisierung oder eines inadäquaten Verhaltens zur chronischen Form entwickeln.

 # CHRONISCHE SCHLAFLOSIGKEIT

Sie äußert sich in vielfältigen Formen. Vielleicht finden Sie sich hier wieder:

• **PSYCHOPHYSIOLOGISCHE INSOMNIE:** Die häufigste Form; sie entspricht einer Schlaflosigkeit, die sich aus sich selbst heraus entwickelt.

Betroffene entwickeln eine echte Obsession, ihre Insomnie und alles rund um den Schlaf (Abend, Nacht, Schlafzimmer, Bett z. B.) betreffend.

• **PARADOXE INSOMNIE**: Betroffene klagen über schlechten Schlaf (oft wird darüber geklagt, dass man gar nicht geschlafen hat); ihr subjektives Empfinden bestätigt sich nicht in komplementären Untersuchungen, das heißt, der Betroffene schläft, hat aber nicht das Gefühl zu schlafen. Typisch für diese Form ist der Wahrnehmungsverlust. Betroffene berichten, sie hätten die ganze Nacht nachgedacht.

• **IDIOPATHISCHE INSOMNIE:** Sehr seltene, auffällig beständige Form, die bereits in der Kindheit beginnt und chronisch verläuft.

• **LETALE FAMILIÄRE INSOMNIE:** Eine genetische, dauerhafte Erkrankung, die glücklicherweise sehr selten auftritt (bis heute 40 Familien weltweit). Sie geht u. a. einher mit einem progressiven Schlafverlust und führt in einigen Monaten hoffnungslos zum Tod. Sie ist ebenso unheilbar wie unwahrscheinlich. Diese Form der Insomnie unterstreicht die lebenswichtige Rolle des Schlafes und stellt den Eindruck einiger an Schlaflosigkeit Leidenden in Frage, seit Monaten nicht mehr geschlafen zu haben.

• **INSOMNIEN DURCH PSYCHISCHE UND PSYCHIATRISCHE ER-KRANKUNGEN:** Hier sind die Ursachen so zahlreich wie unterschiedlich. Die Antizipation eines wichtigen Ereignisses (Examen, Sitzung), Angst, Depression, psychotraumatischer Stress nach einem Überfall oder einem Attentat (verbunden mit Albträumen) und psychische Leiden sind die großen Verursacher. Die intervenierenden Mechanismen sind in diesem Zusammenhang noch nicht erforscht, ihre Interaktion jedoch ist nachgewiesen und muss dazu veranlassen, diese beiden Problematiken einer besseren Effizienz wegen wahrzunehmen.

• **INSOMNIE DURCH SUBSTANZEN:** Zahlreiche Substanzen können den Schlaf stören, gewöhnliche, aber auch illegale. Ein spät am Tag zu sich genommener Kaffee (oder Tee oder Cola oder sogar Schokolade), Nikotin, sogenannte Energy-Drinks und zahlreiche Drogen (Kokain, Amphetamine, LSD usw.) stören durch ihre stimulierende Wirkung die Einleitung und die Stabilität des Schlafes. Alkohol und Cannabis sind ebenfalls typische Faktoren für Schlaflosigkeit, auch wenn sie eine sedative Wirkung auf den Körper haben. Sie stören die zerebralen Schlafmechanismen. Vergessen wir nicht Medikamente wie Hormone: Schilddrüsenhormone und Kortikoide, die im Kampf gegen entzündliche Krankheiten helfen, sich durch ihre stimulierende Aktion aber ebenso wie Schlafmittel (darauf kommen wir an anderer Stelle noch zurück) auf den gesamten Körper und damit schädlich auf den Schlaf auswirken. Viele andere Medikamente können zu einer Insomnie führen.

• **INSOMNIE IM RAHMEN EINER ERKRANKUNG:** Herz-, Atem- und Niereninsuffizienz, Diabetes, Infektionen, Fieber, Schmerzen (unabhängig von ihrem Ursprung) sind medizinische Probleme sowie Ursache (u. a.) dafür, nicht ein- bzw. durchzuschlafen. Man darf in dieser Auflistung nicht die anderen Schlafprobleme außer Acht lassen, die sich durch Insomnien manifestieren können. Dazu gehören Schlaf-Apnoen, die Narkolepsie sowie die ruhelosen Beine.

• **UMGEBUNGSBEDINGTE INSOMNIE:** Damit das Wachsein dem Schlaf seinen Platz einräumen kann, und auch, weil der Schlaf ein

Zustand ist, der fragil und sensibel auf äußere Reize reagiert, ist eine zu extrem stimulierende Umgebung stets eine Quelle für Schlaflosigkeit oder schlechte Schlafqualität (der Organismus wird bei seiner nächtlichen Arbeit durch diese unpassenden Reize gestört). Nicht kontinuierlicher Lärm (Flughafen, besonders laute Gebäude), Licht, eine übermäßige Temperatur (der Raum kann zu heiß oder zu kalt sein), eine unbequeme Matratze sowie die falsche Schlafposition sind darüber hinaus Elemente, die zu einer schlechten Nacht führen können.

• **INSOMNIE DURCH SCHLECHTE SCHLAFHYGIENE:** Da die Schlafregulation nach exakten und beeinflussbaren physiologischen Mechanismen abläuft, können schlechte Lebensgewohnheiten (die übrigens oft von Schlaflosen adaptiert werden) zu einer Insomnie führen. Zu nennen sind hier vor allem unregelmäßige Schlafenszeiten, zu lange Schläfchen am Tag, reichhaltige Mahlzeiten am späten Abend, langes Sitzen vor dem Monitor des Tablets oder Computers bzw. Smartphones, ein zu heißes Bad oder intensive sportliche Aktivität vor dem Schlafengehen.

WELCHE KONSEQUENZEN?

Die Insomnie, die sehr oft reaktiv ist, löst sich meist auf, wenn die Trigger keine Rolle mehr spielen oder die Person sich daran gewöhnt hat. Trotzdem kann sie manchmal auch einen chronischen Verlauf nehmen und sich von Nacht zu Nacht auf ganz unterschiedliche Weise manifestieren.

Ruhe, Reparatur, Wartung des Organismus, Speicherung, Immunabwehr ... Der Schlaf spielt eine entscheidende und umfassende Rolle für die einwandfreie Funktionsweise des Organismus. Wenn wir auch alle von den unmittelbaren Folgen der Insomnie am Tag (Müdigkeit) wissen, die Langzeiteffekte auf die Gesundheit sind auf den ersten Blick weniger evident. Dennoch sind sie unbestritten, wenn man vom ubiquitären und unverzichtbaren Charakter unseres Schlafes auf den menschlichen Körper weiß.

Die chronische Schlaflosigkeit ist somit in zahlreiche Prozesse involviert, die das Risiko für Bluthochdruck, Herzprobleme, chronische Schmerzen, Diabetes, Verdauungsprobleme, Übergewicht, Gedächtnisprobleme, ja selbst Alzheimer erhöhen; aber auch für Infektionen, eine verringerte Antwort auf Impfstoffe, Nachlassen der Fruchtbarkeit, Angst, Depression und Krebs. Natürlich handelt es sich um statistische Langzeitrisiken, die Sie jetzt nicht in Panik versetzen sollen. Andererseits können sie den Blickwinkel auf Betroffene ändern, die sich über ihre Nächte beklagen (der Leser sollte bei dieser langen Liste jetzt nicht schlaflos werden!). Tatsächlich haben alle wissenschaftlichen Arbeiten entstehende Risiken für Schlaflose aufzeigen können, aber viele andere haben die Wirksamkeit therapeutischer Ansätze bewiesen, mit denen man wieder gut schläft.

 ## WELCHES VERHALTEN IST RICHTIG?

Zieht man die Vielfalt möglicher Ursachen und eventueller Folgen einer schlecht behandelten Insomnie in Betracht, empfehle ich stets, sich bei einem **Schlafspezialisten** (auch wenn es davon nicht so viele gibt) oder bei seinem behandelnden Arzt Rat einzuholen. Das gilt besonders dann, wenn die Probleme schwer wiegen und auf schlafhygienische Maßnahmen, die wir noch erläutern, nicht ansprechen.

Ein ärztliches Gespräch ermöglicht es, eine tiefer liegende Ursache zu suchen und diese zu betreuen, oder notfalls den isolierten Charakter der Insomnie zu bestätigen und den an Schlaflosigkeit Leidenden mit Behandlungen zu begleiten und unterstützen.

Schlafaufzeichnungen sind bei Insomnie selten angezeigt, da sie kaum stichhaltig sind. Angezeigt sind sie unbedingt, wenn der Verdacht auf paradoxe Insomnie besteht oder andere Probleme (Apnoe, unruhige Gliedmaßen) hinzukommen. Das Schreiben eines Schlaf-Tagebuchs hingegen könnte empfehlenswert sein, um die Insomnie zu bewerten und gewisse Faktoren (wie unregelmäßige Zeiten) zu identifizieren und der Entwicklung der Fortschritte folgen zu können.

Das Schlaf-Tagebuch ist als Tabelle angelegt. Hier notiert der Schlaflose täglich, zu welcher Zeit er aufsteht, wann er sich schlafen legt und wie er den Schlaf wahrgenommen hat. Es ist natürlich zwingend, die Zahlen nicht zu verfälschen. Damit ist niemandem gedient und die Problematik verschlimmert sich nur. Man hält einfach alle Schlafenszeiten mittels Pfeil nach unten fest, die Aufstehzeiten mittels eines Pfeils nach oben (zusätzlich wird notiert, wenn man nachts aufsteht und ein Nickerchen am Tag macht). Die Schlafphasen werden schraffiert (oder weiß gelassen, wenn man diese als schlaflos wahrnimmt) dargestellt. Das Tagebuch ist ohne Auslassung während der Behandlung der Insomnie durch Schlafhygiene oder eine begleitende Therapie einzusetzen (siehe am Ende des Buches).

 ## WELCHE BEHANDLUNGEN SIND MÖGLICH?

Auch wenn es zwingend notwendig ist, die tiefer liegende Ursache einer Insomnie zu behandeln, sollte diese nur sekundär sein, ist eine spezifische Behandlung bei Schlafproblemen immer von Relevanz: Erforderlich ist eine individuelle Betreuung im Falle einer primären Insomnie oder eine Komplementärbehandlung, damit der Schlafmangel nicht zusätzliche Probleme verursacht und um zu verhindern, dass die Schlaflosigkeit nicht trotz der Beseitigung einer anfänglichen Erkrankung andauert.

• SCHLAFHYGIENE / ANGEPASSTE UMGEBUNG

Dies ist die wichtigste Behandlungskomponente: so einfach und universell wie diese auch sein mag, sie kann selbst die Lebensqualität
derjenigen Menschen verbessern, die nicht an Schlaflosigkeit leiden.
Die Grundsätze sind rigide, aber wirksam.

**Regelmäßig um dieselbe Uhrzeit auf-
stehen,** auch an Tagen ohne Druck, gefolgt von einer sofortigen Stimulation
des Organismus: Morgengymnastik,
warme Dusche, ausgiebiges Frühstück
(empfohlen sind Proteine) und sich dem
Licht aussetzen (natürliches im Sommer,
Lichttherapie im Winter).

**Am Tag trotz der Müdigkeit geistig und
körperlich aktiv bleiben,** um die
Spannbreite des Wach-Schlaf-Rhythmus
und die Müdigkeit zur Nacht hin zu
erhöhen. Achtung: Kaffee, Tee oder
andere anregende Produkte nach 14 Uhr können das Einschlafen am
Abend stören, ja, man kann davon sogar in der Nacht aufwachen. Für
die allgemeine Bevölkerung ist ein kleines Mittagsschläfchen
wohltuend, doch im Falle einer Insomnie ist sie strikt untersagt, um
das größtmögliche Schlafbedürfnis für die Nacht zu erzielen. Auf
jeden Fall darf das Schläfchen zwischendurch nicht länger als 20
Minuten dauern.

Vermeiden Sie zu aufregende Aktivitäten am Abend (Sport, Videospiele, intensives Licht wie LED-Monitore und die von Smartphones oder Tablets, Arbeit, Beziehungskrisen ...) und bevorzugen Sie ein leichtes Abendbrot mindestens 1 ½ Stunden vor dem Zubettgehen. Dieses sollte reich an Kohlenhydraten statt Proteinen und Fetten sein. Widmen Sie sich einer ruhigen und angenehmen Aktivität (Lektüre, Musik, Fernsehen im Wohnzimmer), aber nehmen Sie auf keinen Fall ein heißes Bad. Das entspannt sicherlich, erhöht aber auch die Körpertemperatur. Hören Sie mindestens 30 Minuten vor dem Schlafen auf zu rauchen ... ich weiß, das ist grausam, aber so ist es nun mal!

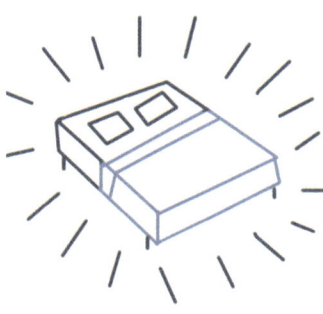

Sie gehen erst ins Bett, wenn Sie wirklich schlafen wollen und Sie halten eine zeitliche Distanz zum Aufstehen ein. Sie machen es dem Schlaf so angenehm wie möglich: bequeme Matratze, gelüftetes und nicht zu heißes Zimmer (das heißt 18–20 °C), Dunkelheit, Ruhe, keine Haustiere (die Studien sind in diesem Fall nicht einig, einige alleinstehende Menschen können sich durch Felix und Max sicherer fühlen), kein Wecker, der die Uhrzeit anzeigt, damit man ihn nicht angstvoll die ganze Nacht anblickt.

👁 ANGESCHLOSSEN IM SCHLAF? 👁

Wenn Armbänder und andere angeschlossene Uhren die heute mehr als fragwürdige Schlaferforschung beabsichtigen (ich rate Ihnen davon ab) – schlagen diese aber oft eine recht verlässliche Aktivitäts- und Ruheanalyse vor, eine Art Wach- und Schlaf-Agenda, die sich automatisch auffüllt. Diese Hilfsmittel können ein Motivationselement bilden.

• PSYCHOTHERAPIEN

Kognitive und Verhaltenstherapien haben nachweislich eine hohe Wirksamkeit bei der Begleitung der Behandlung, vor allem langfristig dank ihrer Fähigkeit, den »Schlaf umzuerziehen«. Übrigens sind sie in erster Linie die Standardbehandlung in allen offiziellen medizinischen Empfehlungen. Sie beruhen auf unterschiedlichen Methoden.

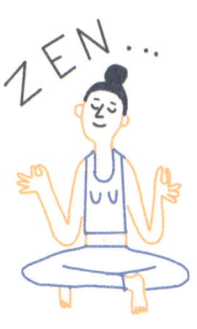

Die Relaxation: Es gibt zahlreiche Entspannungsmethoden. Sie zielen darauf, den Grad der physischen Spannung verbunden mit Stress zu reduzieren und/oder seine Aufmerksamkeit auf weniger angstmachende Gedanken zu richten. Andere Techniken wie die Meditation, die Achtsamkeit, das Gebet, Shiatsu oder Yoga können denselben Nutzen bringen.

Die Reizkontrolle: Sie beruht auf der Vorstellung, dass der Moment des Schlafengehens und das Zimmer Ursachen von Stress sind. Diese Methode zielt darauf ab, das Bett wieder zu einem Auslöser für den Schlaf zu machen. Danach geht man zu Bett, wenn man sich wirklich müde fühlt und schlafen will.

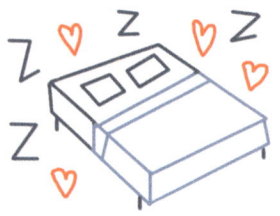

Bett und Schlafzimmer sind einzig und allein zum Schlafen und für Liebesaktivitäten reserviert. Zögern Sie nicht und stehen Sie nach 15 Minuten wieder auf, wenn Sie nicht einschlafen können oder wieder wach geworden sind. Machen Sie dann außerhalb des Zimmers etwas Beruhigendes bei schwachem Licht. Gehen Sie erst wieder ins Bett, wenn das Signal für den Schlaf Sie überfällt.

Stehen Sie sofort auf, wenn der Schlaf vorbei ist, und später dann systematisch mit Hilfe eines Weckers um dieselbe Zeit (auch am Wochenende!).

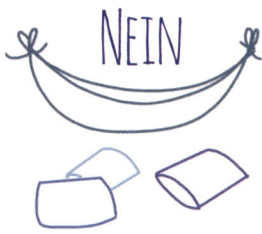

Vermeiden Sie kurze Nickerchen, damit der Druck, am Abend schlafen zu müssen, größer wird. Ich weiß, die Grausamkeit ist Bestandteil der Behandlung!

Die Zeit im Bett einschränken: Damit sich die Wahrscheinlichkeit einzuschlafen und die Wirksamkeit des Schlafs verbessern, begrenzt man die Zeit im Bett, um so den Schlafdruck, das heißt, das natürliche und lebenswichtige Bedürfnis unseres Organismus trotz pathologischer Schlaflosigkeit zu erhöhen. Dafür legt man eine strikte Zeit fürs Bett fest, die sich auf die wirklich geschlafene Zeit beschränkt (z.B. sechs Stunden). Das sichert demjenigen einen kurzen, aber effektiven und beruhigenden Schlaf zu, der sich fürchtet, dass ihm »Schlaf geraubt wird«.

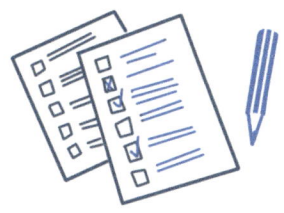

Kognitive Therapie: Durch Fragebogen und psychotherapeutische Begleitung hilft der Therapeut dem Schlaflosen, die mit seiner Insomnie verbundenen angstvollen und dramatisierenden Gedanken (»mir wurde Schlaf geraubt«, »ich kann nicht ohne Medikamente schlafen«, »ich werde verrückt«) zu verändern.

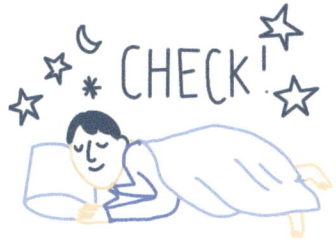

Paradoxe Absicht: Je mehr man versucht einzuschlafen, desto größer wird die Angst und damit das Risiko, nicht schlafen zu können. Die paradoxe Absicht schlägt vor, sich in einen Zustand zu versetzen, in dem man schlafen kann (im Pyjama, im Bett, in der Dunkelheit) und dabei zu versuchen, wach zu bleiben. Dieser Ansatz führt zu einer Lockerung des psychischen Drucks, der den Wunsch nach Schlaf stören könnte.

• MEDIKAMENTE

Die für die Behandlung einer Insomnie erhältlichen **Hypnotika (oder Schlafmittel)** gehören meist zur Klasse der Benzodiazepine oder Z-Drugs: Auf die Schlafzeit haben beide Medikamentengruppen eine sofortige Wirkung, nicht aber auf die Qualität (ganz im Gegenteil!). Auf lange Sicht jedoch sind sie schädlich. Sie sollten deshalb nur so kurz wie möglich eingenommen werden, und wenn möglich überhaupt nicht! Tatsächlich ist der Begriff Hypnotikum oder Schlafmittel ein Schwindel: Es handelt sich hierbei um Sedative. Keines der Medikamente kann nach augenblicklichem wissenschaftlichen Stand von sich behaupten, zu einem natürlichen und erholsamen Schlaf zu führen. Darüber hinaus ist das Risiko für unerwünschte Nebenwirkungen (Schläfrigkeit tagsüber, Parasomnien, Gedächtnisprobleme) groß, und schnell entsteht ein Gewöhnungseffekt, der zu einer Sucht führen kann.

Ihre Verschreibung (möglichst vermeiden) kann manchmal das Leiden der Betroffenen lindern, aber sie erfolgt immer nur kurz.

Auch andere Medikamente können verordnet werden, zu Unrecht oder zu Recht, sind aber stets gerechtfertigt, wenn sie darauf abzielen, eine beteiligte Erkrankung (einige Antidepressiva im Falle einer Depression beispielsweise) zu behandeln. Bleibt noch das Melatonin: ein in die Regulation der Rhythmen des Organismus involviertes Molekül, das Signal für den Schlaf. Melatonin ist überaus wirkungsvoll, wenn Betroffene an Anomalien der biologischen Rhythmen leiden (Reisen mit Zeitverschiebung, ältere Menschen). Seine Effektivität bei Insomnie ist jedoch begrenzt. In allen Fällen benötigen seine biologischen Eigenschaften eine Erstverordnung durch den Arzt, um eine ausreichend hohe und wirkungsvolle Dosis zu erhalten. Diese sind in der Apotheke nicht immer erhältlich. Bestellen Sie Melatonin nie übers Internet, wenn die Quelle nicht absolut zuverlässig ist.

• **ALTERNATIVEN**

Es gibt eine Reihe von alternativen Referenzbehandlungen.

Phytotherapie: Bis heute gibt es nur eine Pflanze, deren Wirksamkeit bei leichter und moderater Schlaflosigkeit bewiesen ist: der Baldrian. Die anderen Pflanzen und ätherischen Öle haben keine nachgewiesenen Effekte, können aber in einigen Fällen die Ursachen der Insomnie lindern (wie Kalifornischer Mohn oder Passionsblumen bei Angst). Da diese Produkte nicht systematisch wirksam sind, haben sie den Vorteil, dass sie weniger gefährlich sind als regelmäßig eingenommene Schlafmittel.

Homöopathie, gesunde Ernährung: Ohne sich in die Debatte einmischen zu wollen, haben wissenschaftliche Arbeiten keinerlei Wirksamkeit festgestellt, was die Homöopathie und bestimmte Ernährungsweisen (glutenfreie Ernährung zum Beispiel, es sei denn, es liegt eine Unverträglichkeit vor) anbetrifft. Manchmal ist es nützlich, versuchsweise am Abend keine Milchprodukte zu sich zu nehmen …

Hypnose: Dank der Erlernbarkeit der Selbsthypnose kann diese Methode Entspannung und Loslassen zum Einschlafen ermöglichen. Sie kann sich im Fall einer Schlaflosigkeit aus Angst als wirksam erweisen.

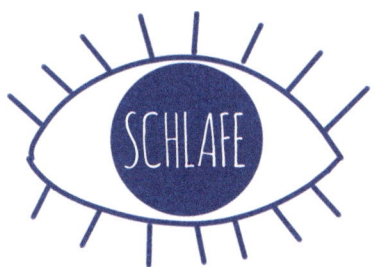

WIE WEISS MAN, DASS MAN GENUG SCHLÄFT, UM NICHT AN INSOMNIE ZU LEIDEN?

Auf die ewige Frage »Wie viel muss ich schlafen?« gibt es keine Antwort. Die einzige Schlafenszeit, die wir brauchen, ist diejenige, die uns erlaubt, am Tag fit und effizient zu sein. Das ist bei jedem anders. Ist das der Fall, leidet man nicht an Insomnie.

WAS SOLL MAN EINNEHMEN?

Der klassische Reflex im Falle einer Insomnie – für Betroffene und Ärzte gleichermaßen – besteht in der Suche nach dem Wundermittel. Dennoch befindet sich das wirksamste und völlig harmlose Mittel für einen guten Schlaf in Reichweite: das Bett. Unser Gehirn ist in der Lage, unseren Schlaf zu regeln, indem es selbst gute Schlafmittel produziert. Es ist an uns, diesen Mechanismus mit einer guten Schlafhygiene zu unterstützen, wenn nötig durch begleitende Therapien.

☀ ALLES FÜR EINE GUTE NACHT ☀

- **Entdramatisieren:** Eine schlechte Nacht ist nicht schlimm; entspannen Sie sich, Sie werden die Nacht darauf besser schlafen.

- **Stundenzahl anpassen:** Finden Sie Ihre bevorzugte Schlaf-Stundenzahl heraus und halten Sie diese ein, was auch immer geschieht.

- **Regelmäßiger Rhythmus:** Die Anzahl der Stunden wird nicht von einem Tag auf den anderen geändert, auch nicht am Wochenende.

- **Zeit im Bett:** Schlafen Sie ausreichend, aber nicht zu viel, das bringt nichts und macht nur schlaflos.

- **Den Schlaf nach und nach herbeiführen:** Bereiten Sie den Organismus mit beruhigenden und entspannenden Aktivitäten auf den Schlaf vor. Essen Sie abends leicht, verzichten Sie auf Alkohol, nehmen Sie kein heißes Bad, treiben Sie keinen Sport am Abend und vermeiden Sie, vorher auf Bildschirme zu sehen.

- **Geben Sie die Schachteln mit Schlafmitteln** in der nächsten Apotheke ab.

- **Angepasste Umgebung:** Gute Matratze, Ruhe, Dunkelheit, moderate Temperatur.

SCHLAF IST DIE BESTE MEDITATION.

DALAI LAMA

Dr. Patrick Lemoine

SCHLAFMITTEL, HYPNOTIKA UND CO.

Die Klage »Doktor, ich schlafe schlecht, bitte verschreiben Sie mir was!« führt uns in tiefe Urzeiten zurück. Das älteste aller Arzneimittel nämlich wird bereits im Kodex Hammurabi aus dem Jahr 1750 v. Chr. und in dem etwas jüngeren Papyrus Ebers erwähnt. Asklepios, der Gott der Medizin bei den alten Griechen, konnte mit seinem Schlangenstab die Menschen in den Tiefschlaf versetzen.

Den Schlaf der Griechen konnte man damals nicht mittels einer Polysomnographie aufzeichnen. Allerdings handelte es sich beim Schlaf derjenigen, die unter dem Einfluss von Mohn, Haschisch, Benzodiazepinen und Ähnlichem schliefen, nicht um einen »echten Schlaf«. Es handelte sich höchstens um eine leichte Anästhesie.

Im Gegensatz zur westlichen Gesellschaft war die Insomnie für die chinesische Medizin nicht das Symptom einer Krankheit, sondern die normale Reaktion auf irgendeine Sorge, die aus dem Inneren, aber auch von außen kommen konnte. In diesem Zusammenhang ist es nicht logisch, einen Schlaflosen künstlich in den Schlaf zu versetzen. Im Gegenteil: Die Ursache für den schlechten Schlaf musste ausgemerzt werden.

KLEINE SCHLAFMITTEL-GESCHICHTE

Im Verlauf der Jahrhunderte, ja, was sage ich, der Jahrtausende, beruhte die einzige therapeutische Antwort auf Schlaflosigkeit in der westlichen Welt auf Mohn (Morphin) oder Haschisch. Später kam das Chloral hinzu, das heute glücklicherweise nicht mehr eingesetzt wird, weil es im Falle einer Überdosierung toxisch ist und Suchterkrankungen auslösen kann. Dann kamen die Barbiturate (mit dem berühmten Phenobarbital oder Gardenal®), die aus denselben Gründen nur noch selten von unglückseligen Epileptikern eingenommen werden, die davon total abhängig geworden sind.

Sehr viel später kamen die Benzodiazepine hinzu. Sie wurden als riesiger Fortschritt begrüßt. In der Tat konnte man vorher diejenigen, die durch Suizid oder Barbiturat-Vergiftung starben, nicht mehr zählen. Die Benzodiazepine dagegen besitzen keine unmittelbare Toxizität.

Allein und in hoher Dosis eingenommen, führen sie allerdings zum Koma, das allerdings nahezu nie tödlich ist. Ich höre noch meinen Chef, der, als ich noch Student der Medizin war, gern wiederholte: »Benzodiazepine kannst du verschreiben, so oft und so lange du willst!«

Kommen wir schließlich zu den Z-Drugs Zolpidem und Zoplicon, die an denselben Rezeptoren anknüpfen wie Benzodiazepine. Es hat Jahrzehnte gedauert, bis man die Nachteile dieser Medikamente bemerkt hat und die Alarmglocken läuteten. Wir stehen vor einem wahren Problem für die öffentliche Gesundheit, denn diese Medikamente und Produkte verkaufen sich jedes Jahr millionenfach. Spitzenreiter sind Spanien und Frankreich.

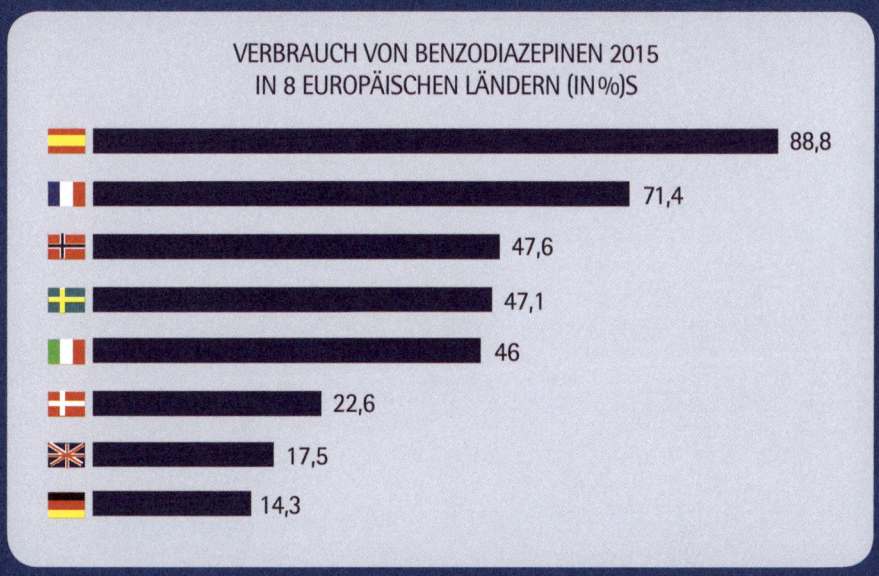

VERBRAUCH VON BENZODIAZEPINEN 2015
IN 8 EUROPÄISCHEN LÄNDERN (IN %)S

🇪🇸	88,8
🇫🇷	71,4
🇳🇴	47,6
🇸🇪	47,1
🇮🇹	46
🇩🇰	22,6
🇬🇧	17,5
🇩🇪	14,3

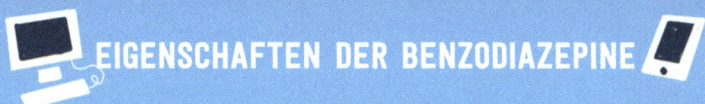

EIGENSCHAFTEN DER BENZODIAZEPINE

Sie werden als Sedative, Tranquilizer, gegen Muskelkrämpfe und als Anti-Epileptika verkauft: Benzodiazepine haben sechs Eigenschaften, die ihre Vorteile und Nachteile erklären:

muskelrelaxierend – sedativ – angstlösend – antikonvulsiv – gedächtnisstörend – respiratorisch beruhigend

Oft ist es das Risiko, eine Abhängigkeit zu entwickeln, welches zuerst vorgetragen wird. Das Risiko besteht sicher, ist aber vielleicht weniger von Bedeutung, als man glaubt. Es ist in der Tat sehr schwierig, diese beim Tier herbeizuführen, anders sieht es bei Alkohol und Drogen aus. Wenn diese Moleküle wirklich nützlich sind, stellt die Abhängigkeit nicht das größte Problem dar. Ein Beispiel: Niemand prangert die Abhängigkeit der Diabetiker von Insulin an! Meiner Meinung nach entsteht die Abhängigkeit in erster Linie, weil diese Moleküle, wenn sie brutal entwöhnt werden, (sehr) sehr unangenehme Effekte auslösen können, die von Insomnie mit Albträumen über Krämpfe, Verwirrungszustände und andere bizarre sensorische Symptome reichen – all das führt zu endlosem Konsum.

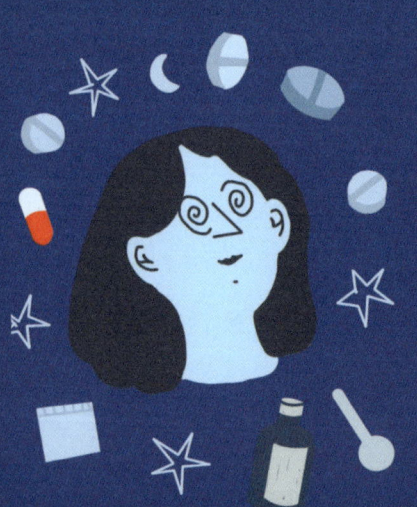

Allerdings gibt es sogenannte »rekreative« Einsätze dieser Produkte, insbesondere derjenigen, die sehr schnell absorbiert werden, etwa Zolpidem, in Frankreich das am häufigsten verwendete. Ich habe vergeblich versucht, Patienten zu übernehmen, die mehr als 50 Tabletten am Tag geschluckt haben und nicht einschlafen konnten! Seit dem 1. April 2017 gehört Stilnox® zur Klasse der Betäubungsmittel.

Eine britische Studie lässt mir die Haare zu Berge stehen, und dennoch habe ich unglücklicherweise den Eindruck, damit ziemlich allein dazustehen ... Einmal mehr haben die zuständigen Behörden nicht die Maßnahmen ergriffen, die zwingend nötig gewesen wären. Doch urteilen Sie selbst.

Es handelt sich um eine retrospektive Kohortenstudie mit mehr als 100 000 Teilnehmern über 16 Jahren. Die eine Gruppe (34.727) erhielt zwischen 1998 und 2001 eine Erstverordnung von Anxiolythika und/oder Hypnotika, die andere Gruppe bekam keine Benzodiazepine (69.418) bzw. ein Scheinmedikament. Die Beobachtung dauerte im Durchschnitt 7,6 (von 0,1 bis 13,4) Jahre. Wie kann man sowas machen!

WAS SIND DIE ERGEBNISSE?
Patienten, die Benzodiazepine oder Z-Drugs konsumierten, hatten nach der Berichtigung weiterer Faktoren (physische oder psychiatrische Begleiterkrankungen, Schlafprobleme, andere Medikamente) ein fast zweifach höheres Sterberisiko als die der anderen Gruppe. Das Risiko erhöht sich mit der Dosis

und bleibt auch bei denjenigen erhöht, die nur im ersten Jahr angstlösende Medikamente oder Hypnotika erhielten (Risikoquotient 1,75). Die kumulierte Sterblichkeit insgesamt beträgt 26,46 auf 100 Patienten, die diese Moleküle erhielten, bei den Kontrollpatienten lag diese bei 16,82 auf 100. Nach Ausschluss des ersten Beobachtungsjahres bleiben vier Todesfälle »Überschuss« auf 100 Personen innerhalb von 7,6 Jahren nach der ersten Verschreibung. Dass die simple Tatsache, mehrere Monate ein harmloses Medikament zu nehmen, das Sterberisiko derart erhöht, macht Gänsehaut. Dass die meiste Zeit diese Art der Verschreibung ohne Vorsichtsmaßnahmen erfolgt, das heißt zum Beispiel ohne den Betroffenen nach etwaigem Schnarchen zu befragen ... umso mehr.

 ## EINE KLEINE SCHLAFPILLE TÄGLICH ... ACHTUNG!

Das Hauptproblem ist die nächtliche Atmung. Wenn jeder in der Nacht einige Apnoen hat (zwischen 5 und 10 Sekunden in der Stunde), explodiert diese Zahl unter der Einnahme eines Sedativums. Ich habe darüber geschrieben, dass die Einnahme einer Vierteltablette Bromazepam um 19 Uhr die Zahl und vor allem die Dauer der Apnoen mal zwei multipliziert, genau wie ein Glas Wein, das einen physiologischen Zustand ebenso in einen pathologischen verwandelt. Nun, da man weiß, dass das Schlaf-Apnoe-Syndrom das Risiko für Infarkt, Schlaganfall, Herzinsuffizienz, Bluthochdruck und Herzrhythmusstörungen beträchtlich erhöht, ist die Schlussfolgerung klar!

Darüber hinaus zeigen mehrere Arbeiten übereinstimmend, dass sich das Risiko für Demenz vom Typ Alzheimer unter diesen Medikamenten erhöht. Der Ehrlichkeit halber muss ich zugeben, dass andere Studien existieren, die diesen Zusammenhang zwischen Benzodiazepinen und Alzheimer nicht sehen.

Ich denke, Sie haben mich verstanden. Diese Substanzen sollten weitgehend vermieden werden. Das verlangt schon das Prinzip der Vorsichtsmaßnahme.

SCHLAFMITTEL – GUT EINGESETZT

Das Zauberwort: so wenig wie möglich, so kurz wie möglich. Ärzte sollten es sich zur gesunden Gewohnheit machen, auf ihren Verordnungen eine Dauer zu notieren, so wie sie es auch bei Antibiotika tun. Weiß man im Voraus, wie lange eine Behandlung dauert, wird das Aufhören nicht zu einem Problem. Obwohl die gesetzlichen Bestimmungen vorsehen, dass die Gabe von Beruhigungsmitteln nicht länger als zwölf Wochen und von Hypnotika nicht länger als vier Wochen erfolgen darf, kommt man dennoch nicht umhin festzustellen, dass viele Menschen diese Monate, Jahre, ja sogar Jahrzehnte und länger einnehmen.

Der Einsatz von Schlafmitteln sollte auf einige Nächte begrenzt werden. Ich habe sie seit mehreren Jahren nicht verschrieben und ich habe nicht den Eindruck, dass meine schlaflosen Patienten sich darüber beklagen, ganz im Gegenteil.

WELCHE MITTEL SIND NICHT SO SCHLIMM?

In Sachen Benzodiazepine sollten drei Kriterien ernsthaft in Erwägung gezogen werden:

Die Halbwertszeit: Dies ist diejenige Zeitspanne, in welcher die Konzentration im Organismus auf ihren halben Wert absinkt. Wenn man sieht, dass einige Hypnotika, die einen sieben bis acht Stunden schlafen lassen, eine Halbwertszeit von bis zu 200 Stunden haben, heißt das, dass man diesen fünfmal braucht, um vollständig eliminiert zu werden. 1000 Stunden, das kann man wohl sagen, das ist etwas Faules im »Königreich des Schlafs«. Glücklicherweise werden Produkte wie Rohypnol® und Mogadan® kaum noch verschrieben, und Mepronizin® oder Noctran® sind vom Markt verschwunden ... doch es gibt noch welche und nicht die schlechtesten!

Aktive Metabolite: Viele Substanzen werden nicht direkt im Körper eliminiert, sondern verwandeln sich in viele andere aktive Moleküle. Auch hier muss man die Halbwertszeit beachten, denn es gibt manchmal schwere Interaktionen zwischen zwei Molekülen, die auf denselben Rezeptoren konkurrieren. In Wirklichkeit haben all diese Medikamente aktive Metabolite, mit Ausnahme von Oxazepam und Alprazolam.

Ihr Potenzial kann schnell zu einer Abhängigkeit führen: Die Hitliste in Sachen Abhängigkeitspotenzial führen Alprazolam und Lorazepam an.

Deshalb wäre es Oxazepam bei den angstlösenden Mitteln und Zopiclon bei den Hypnotika, die bevorzugt werden sollten ... wenn man alle anderen Behandlungsmöglichkeiten wie die Rhythmushygiene, kognitive Therapien, Verhaltenstherapien, Melatonin und Pflanzliches ausgeschöpft hat. Schlafmittel sind Mittel zweiter oder dritter Wahl, nicht erste Wahl. Was die Insomnie anbetrifft, liegt die medizinische Alternative nicht bei Pflanzen oder der Psychotherapie, sondern in der Pharmakologie.

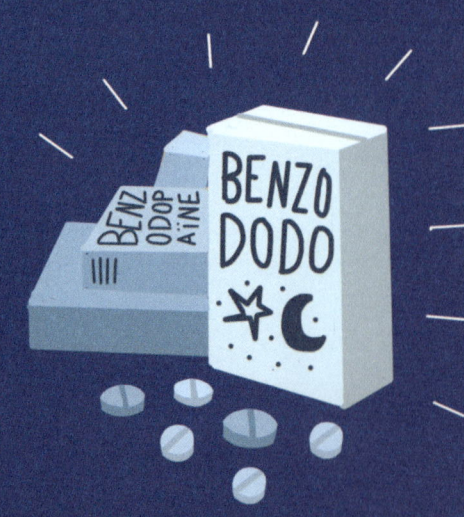

BENZODIAZEPINE UND SCHLAFMITTEL

BENZODIAZEPINE	HALBWERTSZEIT (IN STD) [AKTIVER METABOLIT]	UNGEFÄHRE ENTSPRECHUNG ORALE DOSIS (IN MG)
ALPRAZOLAM (XANAX®)	6-12	0.5
BROMAZEPAM (LEXOMIL®)	10-20	5-6
CHLORDIAZEPOXID (LIBRIUM®)	5-30 [36-200]	25
CLOBAZAM (FRISIUM®)	12-60	20
CLONAZEPAM (RIVOTRIL®)	18-50	0.5
CLORAZEPAT (TRANXILIUM®)	[36-200]	15
DIAZEPAM (VALIUM®)	20-100 [36-200]	10
ESTAZOLAM (PROSOM®, NUCTALON®)	10-24	1-2
FLUNITRAZEPAM (ROHYPNOL®)	18-26 [36-200]	1
LORAZEPAM (TAVOR®)	10-20	1
LORMETAZEPAM (NOCTAMID®)	10-12	10
MEDAZEPAM (RODUTEL®)	36-200	10
NITRAZEPAM (MOGADAN®)	15-38	10
NORDAZEPAM (NORDAZ®)	36-200	20
OXAZEPAM (SERESTA®)	15-38	10-20
PRAZEPAM (DEMETRIN®)	36-200	20
TEMAZEPAM (PLANUM®, REMESTAN®)	8-22	0.5
TRIAZOLAM (HALCION®)	2	2
ZOLPIDEM (STILNOX®)	2	20
ZOPICLON (IMOVANE®)	5-6	15

Inzwischen haben Sie sicher gemerkt, wie negativ ich über Benzodiazepine denke, ich räume aber ein, dass es ein sehr alter Abhängigkeitsfall war, der mich diese Verschreibung überdenken ließ … Eine sehr alte Person nahm eine halbe Tablette Zoplicon täglich und zwar seit 20 Jahren, das reichte ihr, die Dosis wurde nie erhöht. Es lag nicht in meiner Absicht, ihr das Leben zu verderben und sie zu einer Entwöhnung zu bewegen, die sie nicht wünschte.

WEITERE SCHLAFMITTEL

Es kann vorkommen, dass nach Ausschöpfung der bereits erwähnten Techniken und der Gabe klassischer Hypnotika der an Insomnie Leidende immer noch nicht schlafen kann. Dann kann man wirksam zu anderen Produkten greifen.

NEUROLEPTIKA ODER ANTIPSYCHOTIKA WIE CYAMEMAZIN ODER LEVOMEPROMAZIN

Bitte nicht! Da sie das Dopamin blockieren, blockieren sie auch die Freude, die Kreativität, die Lebensfreude, sie können eine Depression oder eine Gewichtszunahme auslösen und verrückt machen … Antipsychotika sind, wie der Name schon sagt, für Psychosen reserviert.

ANTIHISTAMINIKA

Oft handelt es sich dabei um verkappte Neuroleptika. Deshalb sollte man die Einnahme ebenfalls vermeiden. Nichtsdestotrotz können ultrasanfte Produkte wie das ohne Rezept erhältliche Doxylamin empfohlen werden, allerdings so kurz wie möglich! Hydroxynin kann die Entwöhnung erleichtern, doch seine anticholinerge Aktivität ist für das Gedächtnis schädlich und sollte besonders von Älteren nicht eingenommen werden

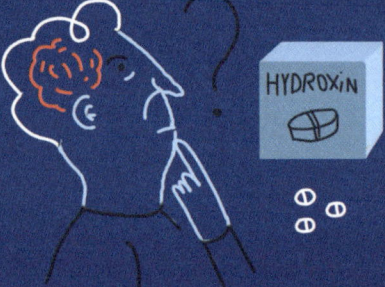

ANTIDEPRESSIVA

Widersteht die Insomnie allen Medikamenten, können Antidepressiva ein letzter Ausweg sein, wohl wissend, dass ihre Gabe eine gewisse Zahl an Vorsichtsmaßnahmen erfordert, u. a. ein EKG, um Herzrhythmusstörungen und Embolien auszuschließen. Bei Insomnie können folgende Produkte eingesetzt werden:

Amitriptylin: Es hat den Vorteil, in Tropfenform vorzuliegen und kann deshalb in geringen Dosen verodnet werden. Einige meiner Patienten nehmen nur einen Tropfen, ja sogar nur einen halben Tropfen zum Schlafen (ein Glas mit Wasser füllen, einen Tropfen hineingeben, umrühren und die Hälfte der Flüssigkeit wegkippen). Auch Doxepin kann verschrieben werden oder Maprotilin.

Wie alle tetrazyklischen Antidepressiva rufen diese Medikamente häufig einen trockenen Mund, Verstopfung, Probleme bei der visuellen Akkommodation und Störungen beim Wasserlassen hervor. Bei Männern, die Probleme mit der Prostata haben, kann dies bis zur Retention führen. Weitere Nebenwirkungen sind ein akutes Glaukom und vor allem Gewichtszunahme, die man allerdings vernachlässigen kann.

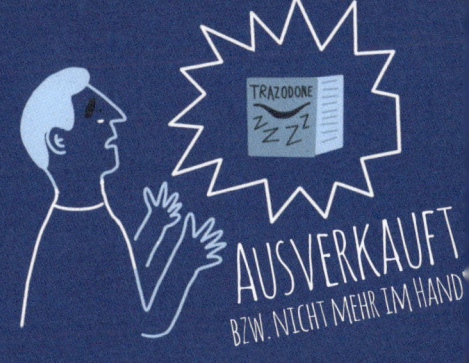

AUSVERKAUFT
BZW. NICHT MEHR IM HAND...

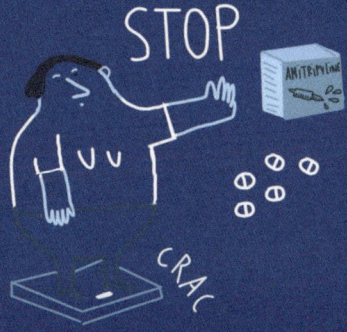

Fluvoxamin: Einer der seltenen selektiven Serotonin-Wiederaufnahmehemmer (SSRI), der eine sedative Wirkung hat. Das Medikament wird besser vertragen als seine Vorgänger, führt aber im Großen und Ganzen zu denselben Nebenwirkungen.

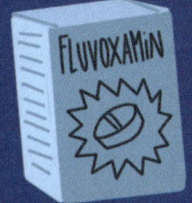

Trazodon: In Frankreich wurde dieses Medikament aus finanziellen Gesichtspunkten vom Markt genommen, doch in allen anderen Ländern und auch in Nordamerika ist es im Handel. Es hat den Vorteil, sedativ und antidepressiv zugleich zu wirken, die Libido bleibt erhalten, lediglich eine Gewichtszunahme ist zu erwarten. Sie können Ihren Arzt darum bitten, es Ihnen zu verordnen und es dann im Ausland kaufen. Allerdings ist das Medikament noch recht jung, nicht jeder kennt es, womöglich lehnt Ihr Arzt es deshalb aus Unkenntnis ab.

Schließlich gibt es einen neuen Schlafmitteltyp. Es handelt sich um ein Medikament, das nicht wie andere Hypnotika auf den GABA-Rezeptor (Hauptneurotransmitter des zentralen Nervensystems) einwirkt. Sein Name: **Suvroexant**. In den Vereinigten Staaten ist es bereits im Handel. Dieses Molekül blockiert einen »neuro-hormonellen« Erreger, Orexin oder Hypokretin genannt. Da ich es noch nicht verschrieben habe, kann ich noch nicht mehr dazu sagen.

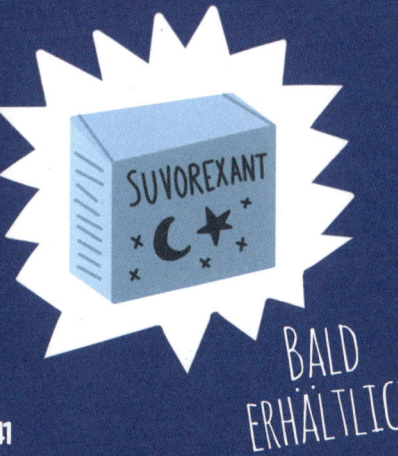

BALD ERHÄLTLICH

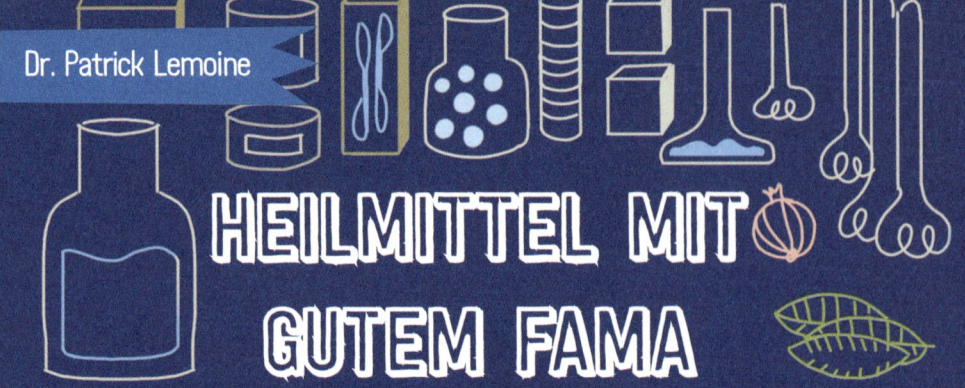

Dr. Patrick Lemoine

HEILMITTEL MIT
GUTEM FAMA

Wenn Sie nicht gerade ein versierter Lateiner sind, werden Sie sich sicher fragen, ob ich geistig noch ganz klar bin, weil ich eine so merkwürdige Überschrift verwende. Ja, bin ich! Vielleicht liegt es daran, dass wir »mit unserem Latein am Ende sind«, dass die Behandlung der Insomnie sich in den Mäandern der Medikamente verloren hat.

Lassen Sie mich es erklären: Das lateinische Wort *Fama* bedeutet Ruf. Heilmittel mit einem guten Ruf sind also Arzneimittel, die eine gute Reputation genießen. Aus der guten therapeutischen Reputation wurde rein wissenschaftlich betrachtet eine schlechte, da Heilmittel, die dem volkstümlichen Wissen entspringen, in unserer Zeit zwangsläufig abgewertet werden, wenn sie nicht Prüfungen in großen, zertifizierten Laboratorien durchlaufen haben.

Es gibt nur wenige kanonische Mediziner, das heißt, sich auf ein universitäres Wissen berufende, die sich vorwagen und Kräutertees, ätherische Öle, Extrakte oder ein Totum (schon wieder Latein!) dieser oder jener namhaften sedativ wirkenden Pflanze verordnen. Das ist ein großer Fehler! Wenn man die Wohltaten des Schlafs kennt, die in einem der vorherigen Kapitel beschrieben wurden, und von den verheerenden Folgen der Insomnie Kenntnis hat, muss man auf der Hut sein. Warum, fragen Sie? Der Grund ist ganz einfach:

Wenn man unter der Gabe von Hypnotika schläft, schläft man eigentlich nicht. Man ist Opfer eines leichten Anästhetikums, welches das Bewusstsein vorübergehend außer Kraft setzt. Besiegt wird die Schlaflosigkeit so nicht. Das Ärgerliche – ich wiederhole mich hier – ist, dass es sich nicht um echten Schlaf handelt! Und da die Mehrzahl der Wohltaten eines natürlichen Schlafes bei einem künstlichen nicht vorliegt, ist darauf womöglich die höhere Sterblichkeit und das Demenz-Syndrom vom Typ Alzheimer zurückzuführen. Beides trifft man bei Betroffenen, die Hypnotika chronisch verwenden, an.

Also, was tun, wenn man trotzdem Lust hat, eine Schlafpille zu nehmen? Meiner Meinung nach sollte die medikamentöse Behandlung auf den Pfeilern des medizinischen Beweis-Kanons ruhen. Irgendwie auf wissenschaftliche Weise schlafen! Die Antwort ist einfach und besteht aus zwei Wörtern: Melatonin und Pflanzen.

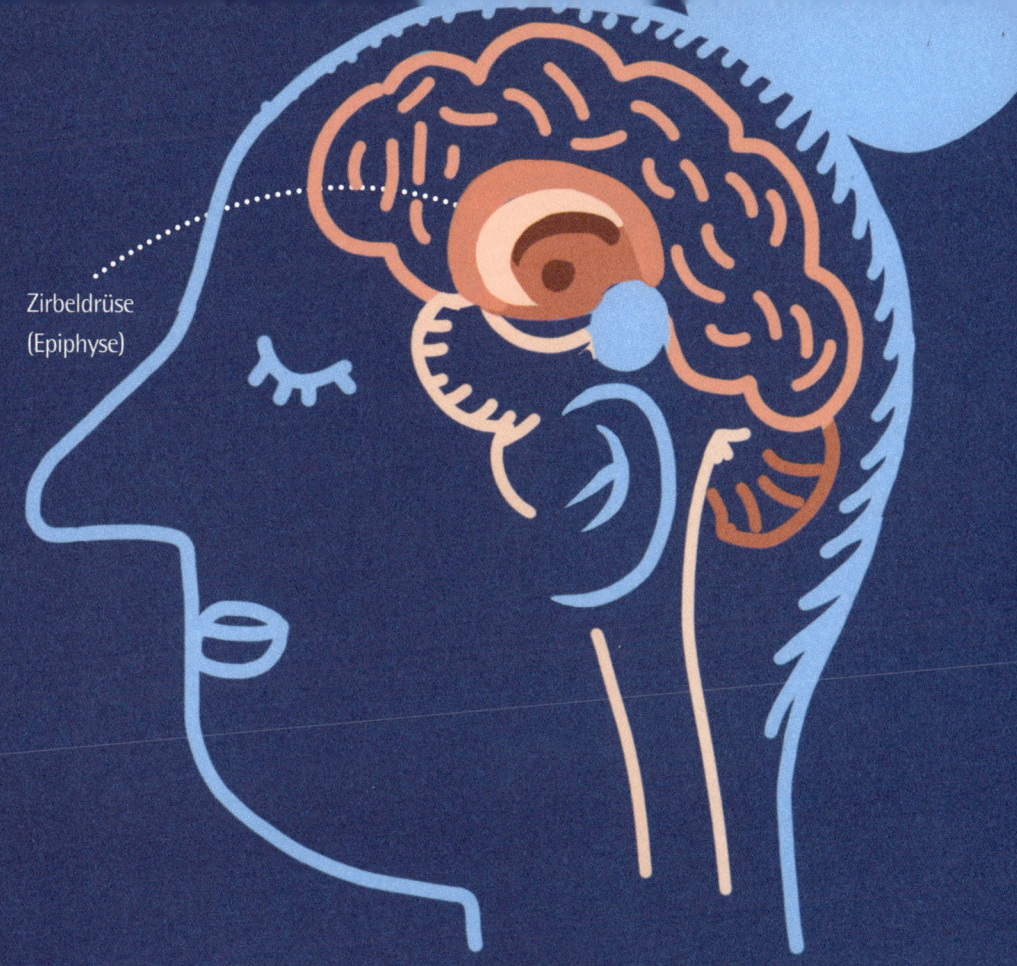

Zirbeldrüse
(Epiphyse)

Dieses im Dunkeln unseres Gehirns hergestellte Hormon kennt zu Recht seinen medialen Ruhm! Aufgepasst! Es handelt sich nicht um ein Schlafhormon, sondern um ein Vorboten-Hormon des Schlafs. Jeden Abend kündigt es uns an, dass es Zeit ist, ins Bett zu gehen ... und das ist zweifelsfrei der Grund, dass sein Einsatz uns hilft, in den echten Schlaf zu gelangen!

Damit Melatonin ausgeschüttet wird, muss man nicht erst schlafen, sondern sich im Halbdunkeln aufhalten.

Will man umgekehrt die Freisetzung unterbinden, muss man sich in vollem Licht aufhalten. Das sind die beiden Notwendigkeiten: Sich morgens dem Sonnenlicht oder speziellen Lampen aussetzen und abends vor Bildschirmen das Weite suchen, denn das blaue Licht, das sie ausstrahlen, blockiert Melatonin auf der Stelle. Anders ist es beim roten Licht. Liebe Eltern, erinnert euch daran, wenn eure Kinder weinen, weil sie ein Nachtlicht möchten. Meist ist es so, dass ihr nicht das letzte Wort habt, weil es der letzte Schrei sein soll. Doch denkt daran: Nehmt ein Nachtlicht von schwacher Intensität, bei dem Rot dominiert.

Ein erstaunliches Phänomen lässt sich bei diesem Neurohormon beobachten: Im Gegensatz zu anderen Hormonen wie Kortisol oder Insulin wird bei seiner Einnahme seine Ausschüttung nicht geblockt, denn es gibt kein selbstprüfendes Kontrollsystem. Das verleiht ihm eine perfekte Harmlosigkeit, umso mehr, als dass es keine toxischen Eigenschaften besitzt. Selbst wenn man Melatonin lange Zeit einnimmt, ja und selbst hohe Dosen, wird die für seine Herstellung verantwortliche Zirbeldrüse niemals ihre Arbeit einstellen.

Im Gegensatz zu Hypnotika ist Melatonin kein starkes Produkt, das den Schlaf erzwingt, es ist ein sanfter Ansatz, der, wenn alle Bedingungen zusammenkommen, »vorschlägt« zu schlafen. Melatonin ist also von Natur aus der Prototyp ökologischer Hormone!

Seine Nicht-Toxizität ist bewiesen. Da Melatonin beispielsweise in minimaler Dosierung von 0,5 mg beim Jetlag wirksam sein kann, wurde es als Kontrazeptivum in einer holländischen Studie mit 5000 Frauen fünf Jahre lang getestet. Die Teilnehmer erhielten Dosierungen zwischen 75 und 300 mg (zwölf Frauen im Verlauf von vier Monaten), und es wurde keine Nebenwirkung beobachtet. Eine kontrazeptive Wirkung wird als möglich angenommen, zumindest theoretisch.

Man muss wissen, dass Melatonin vom Organismus sehr schnell abgebaut wird, 20 bis 30 Minuten nach der Einnahme ist nichts mehr da. Die Gabe ist also ein erstes, an den Organismus geschicktes Signal, keine Substitutionsbe-handlung. Daher sind Nebenwirkungen selten und kaum bedeutender als bei Placebos. Selten registriert man eine Müdigkeit (einige Tage Müdigkeit, das ist bekannt), eine Somnolenz (das geringste Übel), Kopfweh und Symptome, die nach meiner Ansicht mehr auf die Tatsache eines längeren Schlafens zurückzuführen sind, als dass sie ein eigener pharmakologischer Effekt sind. Das einzige Problem in der sicheren Anwendung betrifft das, was wir nett mit enzymatischer Induktion umschreiben: Das Melatonin erhöht die Aktivität von Enzymen, vor allem die der Leberenzyme, die andere Medikamente abbauen. Selbst wenn es meines Wissens nach keinen Befund gibt, rät man Personen, die ein Antikoagulans einnehmen, aus Vorsicht, ihren Blutgerinnungswert bestimmen zu lassen. Es sollte nicht in Vergessenheit geraten, dass der Flügelschlag eines Schmetterlings reicht, um diesen zu verändern.

DREI GALENISCHE FORMEN DES MELATONINS

EINFACHES MELATONIN

Dies wird am häufigsten verwendet. Besonders junge, an Schlaflosigkeit leidende Menschen oder Menschen,

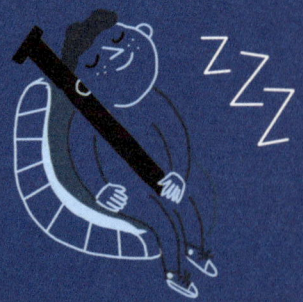

die mit Zeitverschiebung, mit Jetlag, Schicht- und Nachtarbeit konfrontiert sind, nehmen es. Ich empfehle, das Melatonin 20 bis 30 Minuten vor der gewünschten Schlafenszeit einzunehmen. Die Dosierung kann schrittweise von 0,5 mg auf 5 mg erhöht werden, ja sogar mehr ist möglich. Ich wiederhole noch einmal, es ist nicht toxisch. Ihr Arzt kann Ihnen eventuell ein Rezept ausstellen, nach dem Ihr Apotheker das Ganze gleich entsprechend zubereitet.

RETARDIERTES MELATONIN

Es gibt mehrere Formen. Circadin 2 mg wird per Rezept verordnet und ausschließlich in Apotheken abgegeben. Merkwürdigerweise wird es von der Kasse nicht erstattet, es sei denn, seine Verwendung ist für Kinder, die an seltenen Krankheiten wie dem Rett-Syndrom und an einigen Autismusformen leiden. In diesem Fall ist seine Wirkung erstaunlich und die kleinen Patienten – und auch ihre Eltern – möchten es nicht mehr missen. Forschern ist es gelungen, eine galenische Pillenform zu entwickeln, die die ganze Nacht wirkt und die physiologische Ausschüttung des Melatonins nachahmt. Seine offizielle Indikation ist die primäre Insomnie bei Personen über 55. Das hat eine Logik. Von diesem Alter an verkalkt die Zirbeldrüse und schüttet weniger und weniger Melatonin aus. In diesen Fällen

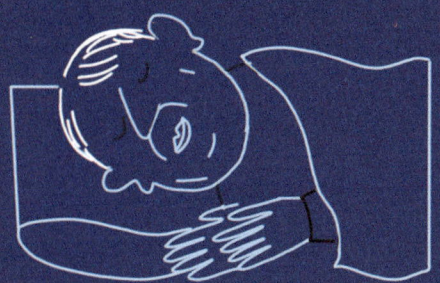

handelt es sich also um eine Substitutionsgabe. Wenn auch nicht offiziell angegeben, so besitzt das Produkt doch eine bemerkenswerte Wirksamkeit bei nächtlicher Unruhe im Verlauf einer Demenz vom Typ Alzheimer (die Wirksamkeit ist in seriösen Abhandlungen wissenschaftlich erwiesen) oder andere.

MELATONIN-TABLETTEN 1 MG

Man bekommt sie in der Apotheke und in einigen Bio-Läden. Aufgrund europäischer Reglementierung dürfen die Tabletten nicht mehr als 1 mg Melatonin enthalten. Das ist erstaunlich, da einerseits seine Nicht-Toxizität bewiesen ist, und andererseits, weil es für kleine Schlauberger ganz einfach ist, diese Regel zu umgehen, indem sie einfach mehrere Tabletten nehmen! Es gibt Tabletten mit zwei übereinander liegenden Schichten, eine sofort auflösende, und eine, die langsam zerfällt. Und da Melatonin zu den wirkungsvollsten antioxidativen Substanzen gehört, hatte der Hersteller die glorreiche Idee, Vitamin D und E sowie Magnesium hinzuzufügen, was daraus zumindest theoretisch ein Anti-Aging-Mittel gegen degenerative Erkrankungen vom Typ Alzheimer und Krebserkrankungen macht. Leider existiert keine Studie, die das untermauert. Da es sich um ein natürliches Hormon handelt, ist es nicht patentierbar und niemand will das Risiko eingehen und Millionen für Publikationen ausgeben, weil dann die Konkurrenz sofort davon profitieren würde. Man beklagt, dass offizielle Stellen wie Universitäten und Forschungseinrichtungen derartige Studien zur Erforschung von Krankheiten nicht starten, wo doch mehr als 40% der Bevölkerung an Schlaflosigkeit leiden und man vielleicht neurodegenerative Krankheiten und Krebserkrankungen präventiv behandeln könnte. Schließlich rate ich davon ab, Melatonin übers Internet zu bestellen. In der Vergangenheit gab es unkontrollierte Produkte, die potenziell gefährliche Substanzen enthielten. Vertrauen Sie lieber Ihrem Apotheker!

MELATONIN-SPRAY
Es ist für das nächtliche Erwachen reserviert: Die sublingualen Sprays sollen direkt ins Gehirn gehen. Auch hier gibt es keine Studien, die das stützen. Trotzdem empfehle ich es meinen Patienten manchmal, denn sie behaupten in großer Zahl, dass es funktioniere.

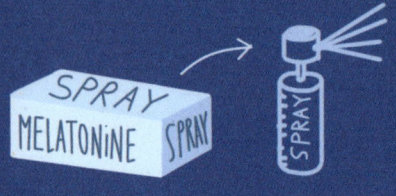

PFLANZEN

Drei Stars teilen sich die Szene: die Passionsblume, der Baldrian und der Kalifornische Mohn. Denken Sie daran, die Behandlung mit Pflanzen hat ihre Wirksamkeit seit Tausenden von Jahren bewiesen und ihr Einsatz ist unumstritten. Dem skeptischen Leser empfehle ich das Vergnügen, sich mit Sokrates in Verbindung zu setzen und ihn nach der Wirksamkeit des Schierlings zu befragen. Millionen von Menschen konsumieren und überleben den Fingerhut oder Spirea (Aspirin®).

SEIEN SIE VORSICHTIG!

Melatonin gibt es in der Apotheke und in Bio-Läden. Auch wenn ich mich wiederhole, keine Bestellungen übers Internet! In Zeiten von Rinderwahn wählt man synthetische Moleküle und keine Produkte, die aus Hirnen von Rindern und Schafen extrahiert werden, wie es lange der Fall war.

Es existiert sogar eine europäische Marktzulassung für die Passionsblume, und Mediziner aus Spanien und Belgien beispielsweise verschreiben sie.
Kontrollierte doppelte Blindstudien versus Placebo und versus Oxazepam (ein Tranquilizer) lassen die Schlussfolgerung zu, dass die Pflanzen bei Angst und Schlaflosigkeit – eine der häufigsten Folgen der Angst – ein ausgezeichnetes Nutzen-Risiko-Verhältnis aufweisen. Nach dem Trocknen können die Pflanzen als Kräutertee getrunken werden, das ist eine Möglichkeit, die aktiven wasserlöslichen Wirkstoffe aufzunehmen, den guten Geschmack zu genießen (abgesehen von Baldrian, wirklich niederträchtig!) und sich ein Ritual für die Nacht zu schaffen. Andererseits kann die Aufnahme einer größeren Flüssigkeitsmenge dazu führen, dass man nachts häufiger aufwacht, weil man auf die Toilette muss.
Das Totum der frischen Pflanze – aktiv wasserlöslich und hydrophob (Alkoholauszug) – ist in standardisierten Auszügen erhältlich, als Tablette oder in flüssiger Form im Phytostandard. Die medizinische Aktivität einer Pflanze wird von ihrer Vielfalt der Bestandteile und von ihrer Konzentration sowie von der Extraktionsweise bestimmt. Die Techniken des Extrahierens

variieren je nach Labor. Kaufen Sie bei seriösen Händlern, die wissen, wie extrahiert wurde, woher die Pflanzen stammen und dass keinerlei Pestizide zum Einsatz kamen.

Ich persönlich verschreibe oft eine Mischung aus Baldrian und Kalifornischem Mohn in der Dosis von zwei Tabletten zum Einschlafen und einer Pille im Fall des nächtlichen Erwachens.
Es gibt mehr als diese drei Pflanzen, etwa Weißdorn, Melisse, Hopfen, die Kamille unserer Großmütter und Linde. Einige meiner Patienten, die zu Hause so einen Baum haben, legen sich seine Blätter in ihr abendliches Bad, was sie offensichtlich auf sanfte Weise sediert.
Schließlich möchte ich noch die ätherischen Öle ansprechen, mit denen ich leider gar keine Erfahrungen habe, da auch keine entsprechenden Studien vorliegen. Der Lavendel (einige Tropfen aufs Kopfkissen) könnte sich als nützlich erweisen.

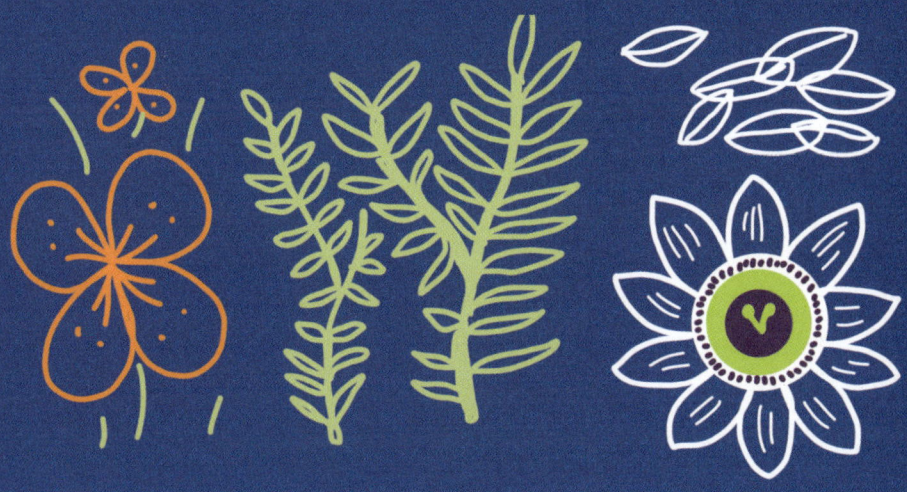

GUTE PFLANZEN – EIN RESÜMEE

Baldrian – Kalifornischer Mohn – Passionsblume

Wegen ihrer traditionellen Verwendung seien auch Folgende genannt:
Linde – Hopfen – Lavendel (vor allem als ätherisches Öl) – Kamille

Geht die Schlaflosigkeit mit einer depressiven Verstimmung einher:
Safran + Rhodiola
Johanniskraut + Rhodiola

Im Falle von begleitenden Verdauungsproblemen und in der Schwangerschaft: **Melisse**

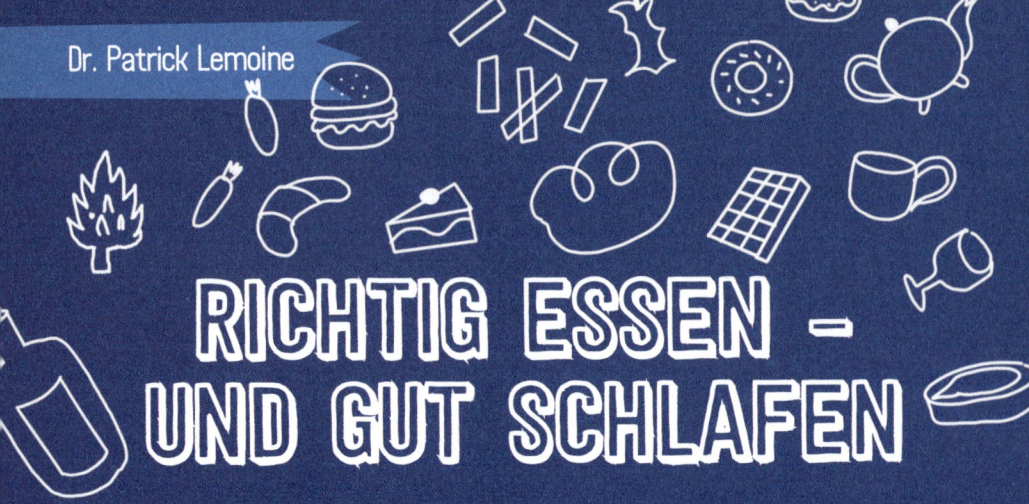

Dr. Patrick Lemoine

RICHTIG ESSEN – UND GUT SCHLAFEN

Wäre dieses Buch auf Chinesisch geschrieben und würde der Leser im Mittelalter leben, hätte ich mit einem Zitat angefangen, das wohl alle kennen: »Morgens wie ein Kaiser, mittags wie ein König, abends wie ein Bettler.«

Je mehr Zeit vergangen ist, umso mehr bin ich sicher, dass die Chinesen in ihrer uralten Weisheit Recht hatten. Wenn Sie auf Ihre Linie achten (alles vor 16–17 Uhr macht nicht dick, denn alles wird durch Aktivität verbannt; alles, was Sie danach zu sich nehmen, wird im Schlaf gespeichert) und gut schlafen möchten, sollten Sie am Abend so wenig wie möglich essen. Wenn Sie übergewichtig sind oder an Diabetes leiden, versuchen Sie trotzdem, nach 17 Uhr nichts zu essen, auch keinen Snack mehr. Die Wirkung wird Sie überraschen.

EINE GESCHICHTE DER LEBER

Im Wesentlichen ist ein Organ im Hinblick auf die Rhythmen interessant: die Leber. Ja, ich spreche gern über dieses seltsame Stück Fleisch, das die Auguren verwendeten, um die Träume zu deuten und die Zukunft vorherzusagen, denn seine Oberfläche ist glänzend wie ein Spiegel (Hepatoskopie). Die Chinesen übrigens, schon wieder die, glaubten,

man hätte ein Problem mit der Leber, wenn man um drei Uhr in der Nacht aufwacht. Wenn Sie also rund um diese Stunde erwachen, könnte Ihnen eine kleine Kur mit Artischocke und Schwarzem Rettich nicht schaden.

Um drei Uhr in der Nacht und um elf Uhr vormittags befindet sich die Leber in der Proteinsynthese, und von elf bis 15 Uhr in der von Kohlenhydraten. Anders ausgedrückt, damit Sie den Sinn der ganzen Geschichte erfassen: Essen Sie morgens etwas Kräftiges, etwas

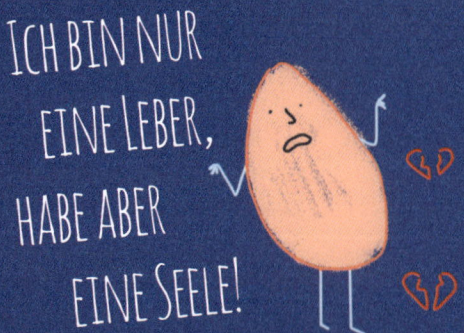

ICH BIN NUR EINE LEBER, HABE ABER EINE SEELE!

Stimulierendes mit Proteinen, Eiern, Bacon, Käse usw. (wenn Sie das vertragen) und am Abend nur sehr wenig: kein Fleisch, eventuell keine Milchprodukte, keine Saucen, keinen Aufschnitt (das ist schwer für jemanden, der wie ich aus Lyon kommt), absolut nichts Reichhaltiges. Und Hände weg vom Alkohol! Genießen Sie stattdessen einen Salat mit etwas Vinaigrette ohne Senf, einige leichte Kohlenhydrate wie Nudeln … eine an Tryptophan reiche Banane, Mandeln, Kokosnuss, eventuell ein Ei – ich weiß, das ist grausam, wenn man Freunde erwartet, aber glauben Sie mir: Ausnahmen sind erlaubt! Nach einem feinen und gut begossenen Essen gemeinsam mit Freunden können Sie sich eine Aspirin© oder Paracetamol vor dem Schlafenlegen gönnen. Das senkt die zentrale Temperatur und reduziert Entzündungen.

UND SCHOKOLADE ALS TROST-PFLASTER?

Schon wieder bin ich grausam, aber auf gar keinen Fall, auch wenn sie reich an Tryptophan ist … Schokolade

enthält Koffein … ich muss Ihnen keine Zeichnung machen, oder?
Was das Koffein (Tee, Kaffee, Schokolade, Getränke wie Cola, Energy-Drinks)

betrifft, nichts davon nach 16 Uhr, besser noch früher damit aufhören; Ältere wenig oder gar nicht, weil das Koffein langsamer abgebaut wird.
DIE ZIGARETTE AM ABEND – VERBOTEN!

LEBE WOHL!

Auch wenn es sich nicht um Essen handelt, rauchen Sie keine Zigarette nach dem Essen. Noch besser: Rauchen Sie gar nicht!

KOMM SCHON!

HAUEN WIR AB!

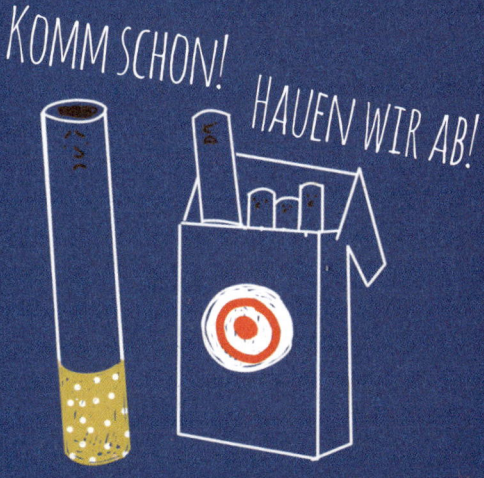

10
PARASOMNIEN

Dr. Thierry Faivre

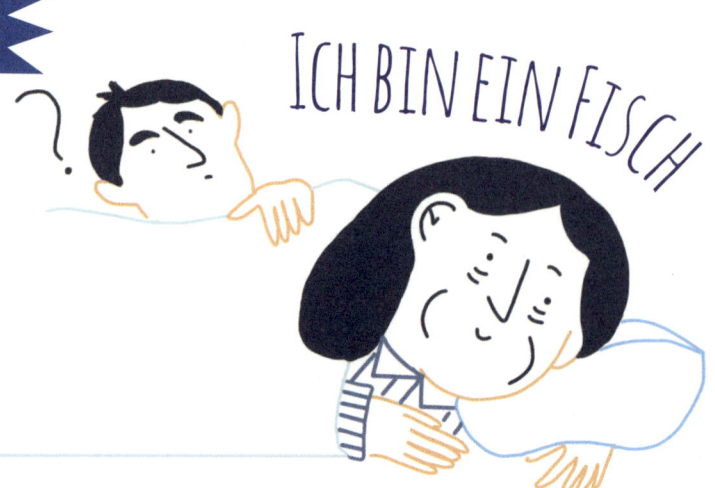

ICH BIN EIN FISCH

Hinter diesem komischen Wort steckt abnormales Verhalten im Schlaf, das oft nur schwer als pathologisch betrachtet werden kann. In den meisten Fällen ist es harmlos und hat keine Konsequenzen. Man klassifiziert das Verhalten je nach Schlafphase, in der es vorkommt.

SOMNILOQUIE

Die häufigste Parasomnie ist sicherlich die Somniloquie, also das Sprechen im Schlaf. Sie lässt sich bei zwei Drittel aller Menschen feststellen. Meist tritt sie im leichten NON-REM-Schlaf auf, oft nach dem Wiedereinschlafen nach einem Erwachen. Doch auch im tiefen NON-REM-Schlaf und im paradoxen Schlaf kann sie vorkommen. Der Grad der Sprachverständlichkeit variiert sehr je nach Situation. In einigen Fällen kann der Schlafende sich mit seiner Umgebung unterhalten, doch der Dialog wird schnell surrealistisch. (»Wo ist der Vorhang?«, fragt er beispielsweise. – »Welcher Vorhang?«, fragt die Partnerin, die den anderen für wach hält. – »Na, der Vorhang der Bäume!«, antwortet der Schlafende.)

Das nächtliche Gespräch findet selten täglich statt (1,4 % der Bevölkerung) und wird durch Stress, Fieber, Müdigkeit, Alkohol begünstigt ...

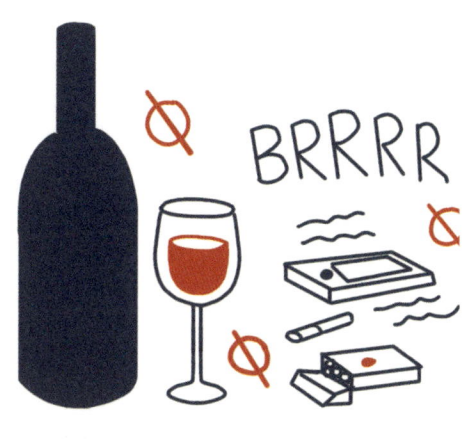

Für die Somnoloquie gibt es keine wirkliche Behandlung. Man rät zu einer guten Schlafhygiene (vor allem mit regelmäßigem Rhythmus für Schlafens- und Aufstehzeit) sowie einer guten Lebensweise insgesamt.

 ## PARASOMNIEN IM NON-REM-SCHLAF

Wie der Name schon sagt, finden diese im NON-REM-Schlaf statt, vor allem in der Tiefschlafphase. Die Behandlung beruht in erster Linie auf einer guten Lebensweise, wohl wissend, dass die Krisen durch einen Mangel an Schlaf, intensive und ungewohnte körperliche Aktivität (intensiv Sport treiben nach einer längeren Phase des Nichtstuns z. B.), Alkohol und Stress gefördert werden. Auch Fieber verschlimmert sie.

Man wird kleine Nickerchen empfehlen, sie verringern den Druck und reduzieren damit das Verhältnis des tiefen NON-REM-Schlafs in der nächsten Nacht. Ebenso empfiehlt man einen regelmäßigen Wach-Schlaf-Rhythmus, die Verteilung physischer und sportlicher Aktivitäten auf eine Woche statt auf einen Tag, das Meiden von Alkohol und ein Stress-Management.

• SOMNAMBULISMUS

Die etymologische Bedeutung von Somnambulismus ist »schlafend umherwandeln«. Es handelt sich um ein um komplexes Verhalten, das während des Schlafs geschieht und an das sich der Schlafende beim Erwachen nicht mehr erinnert (oder kaum).

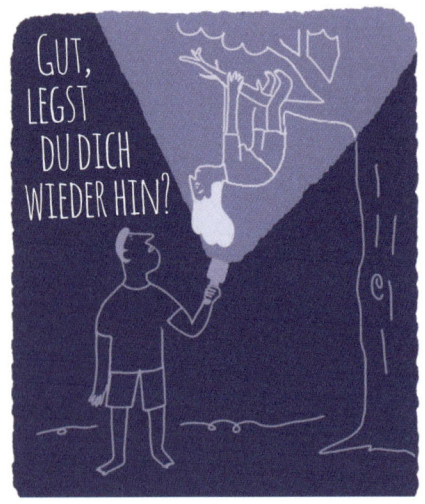

Im Schlaf setzt sich der Schlafende im Bett auf, steht auf, wandelt umher, hat ein irgendwie komplexes Bewegungsverhalten (Nahrungsaufnahme), manchmal spricht er. Das Ganze kann einige Sekunden bis hin zu mehreren Minuten dauern. Oft hat der Schlafende die Augen auf. Versucht man, mit ihm zu sprechen, antwortet er nicht oder nur konfus.

Während man lange Zeit meinte, während des Schlafwandelns gäbe es keinen Traum, konstatiert man häufig Erinnerungen an eine kurze traumähnliche Aktivität, in der der Schlafende oder seine Umgebung meist mit einer Gefahr (Feuer, Sturz in eine Schlucht) konfrontiert sind.

An sich ist es nicht gefährlich, einen Schlafwandler zu wecken, doch es besteht ein Risiko, dass dieser sehr verwirrt ist, insbesondere bei Kindern ist das der Fall. Es besteht zudem das Risiko, dass der Schlafende zu fliehen versucht (aus Angst vor Verletzung, Fall, Schlag).

Somnambulismus tritt meist in der Kindheit auf und verschwindet in der Jugend wieder. Aber auch Erwachsene schlafwandeln. Es besteht ein genetischer Determinismus, und doch kommt es nur selten vor, dass innerhalb einer Familie mehrere Personen schlafwandeln. Die

Krisen sind in der Regel harmlos, doch der Somnambulismus kann potenziell gefährlich werden, wenn die Krisen länger dauern und Betroffene in gefährliche Situationen geraten (an einer Fassade klettern, z. B.) bzw. wenn diese mehrmals die Woche vorkommen.

Bei einem schweren Somnambulismus und in gewissem Maße bei Nachtängsten ist es angebracht, das Zimmer zu sichern, vor allem die Verschlussvorrichtungen von Fenstern und/oder Türen. Reicht das nicht aus, ist ein Besuch bei einem Arzt nötig. Melatonin kann wirksam sein, auch die Hypnose.

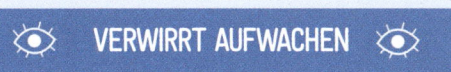

◈ VERWIRRT AUFWACHEN ◈

Hierbei handelt es sich um eine Variante des Somnambulismus, bei der Betroffene verwirrt sprechen und sinnloses Zeug von sich geben. Somnambulismus, Nachtängste und verwirrtes Aufwachen geschehen im tiefen NON-REM-Schlaf, deshalb finden diese Krisen im ersten Drittel der Nacht statt. Deshalb kann sich der Betroffene auch nicht erinnern, denn er schläft, während dies geschieht.

• NACHTÄNGSTE

Das sind Episoden, in denen der Betroffene zu schreien beginnt und zwar auf sehr beeindruckende Weise. Man findet ihn dann sitzend bzw. aufrecht im Bett, sein Gesicht zeigt intensive Angst, er ist verschwitzt, sein Herz schlägt, er atmet kurz. Am nächsten Tag erinnert er sich an nichts oder, wie beim Somnambulismus, hat allenfalls eine vage Erinnerung an einen Traum (Mann in Schwarz, Wolf, Mann mit Messer, Feuer usw.). Sehr oft – vor allem bei Kindern – greifen die Angehörigen ein und versuchen

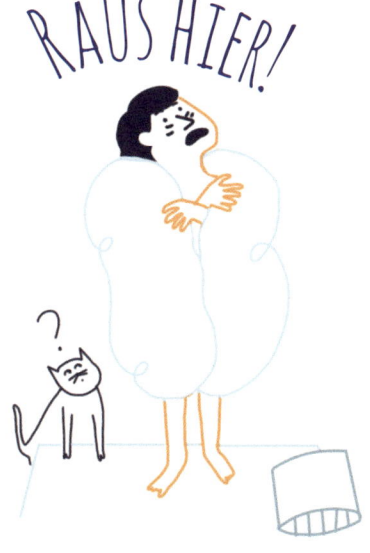

die Person zu beruhigen, weil sie (fälschlicherweise) glauben, dass dieser einen (einfachen) Albtraum hat. Dabei schläft er weiter, immer noch sehr erschrocken. Wie beim Somnambulismus taucht dieses Phänomen in der Kindheit auf und verschwindet in der Jugend wieder. Es gibt Erwachsene, die betroffen sind.

• ENURESIS NOCTURNA

Dabei handelt es sich um Bettnässen im Schlaf und betrifft in erster Linie Kinder. Einige Psychologen sehen darin den Ausdruck von Angst angesichts zu begrenzten Raums (insbesondere innerhalb der Familie). Man spricht von primärer Enuresis, wenn das Kind in der Nacht noch nie trocken war, und von sekundärer Enuresis, wenn es nach einer trockenen Phase wieder mit dem Bettnässen beginnt, etwa nach der Geburt eines kleinen Bruders

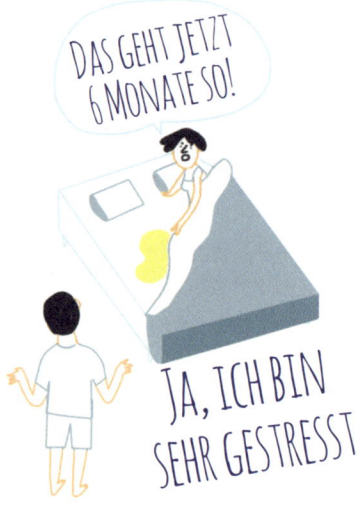

oder nach einer Scheidung. Meist verschwindet die Enuresis zwischen dem fünften und siebten Lebensjahr. Dauert sie darüber hinaus an, sollte man einen Arzt aufsuchen.

Das Bettnässen geschieht meist im leichten NON-REM-Schlaf, kann aber auch im paradoxen Schlaf auftreten. Es geht darum, die Zuführung von Wasser am Abend einzuschränken, generell Limonade zu vermeiden und die Blase kurz vorm Schlafengehen zu entleeren. Eltern rät man, die Situation zu entdramatisieren, Laken zum Wechseln bereitzulegen und dem Kind beizubringen (wenn es groß genug ist), sein Bett selbst neu zu machen. Es gibt medikamentöse Behandlungen, die ein Arzt verschreiben kann, darunter eine, die die Urinproduktion blockiert. Eine Psychotherapie kann sich als nützlich erweisen, da oft Probleme zwischen Kindern und Eltern im Spiel sind.

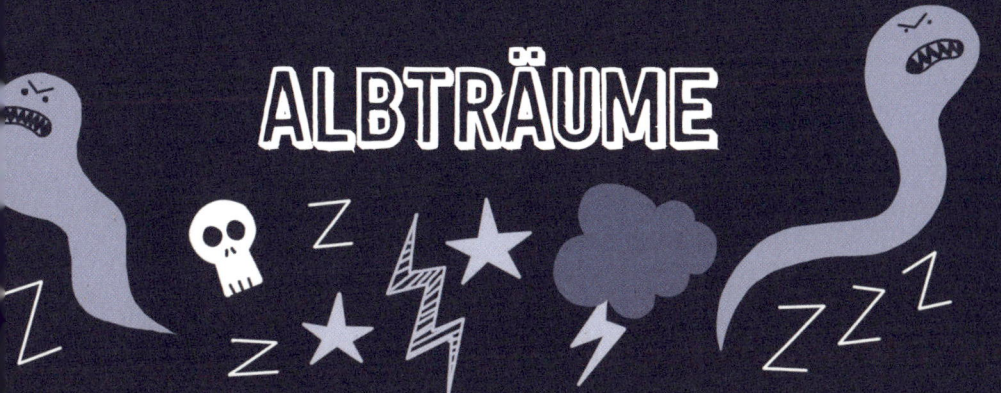

ALBTRÄUME

Schweißgebadet mitten in der Nacht aufwachen, keuchend, angsterfüllt ... Das Wort »Albtraum« leitet sich etymologisch von »Alben« ab, die ursprüngliche Bezeichnung für Elfen, die in der germanischen Mythologie als Bringer der schlechten Träume galten.

Albträume gehören zu den häufigsten Parasomnien innerhalb des paradoxen Schlafs. Dabei handelt es sich um Träume mit sehr schmerzhaftem oder erschreckendem Inhalt, die zu einem plötzlichen Erwachen führen – verbunden mit panischer Angst und oft vegetativen Begleiterscheinungen (Beschleunigung des Herzschlags und schnellere Atmung). Angsterfüllte Träume, an die man sich beim morgendlichen Aufwachen erinnert, werden oft als Albträume bezeichnet. Doch wenn man von diesen Träumen nicht erwacht, kann man nicht wirklich von Albträumen sprechen. Anders als Parasomnien im NON-REM-Schlaf hat der Betroffene eine lebendige und nachhaltige Erinnerung an seinen Traum.

Auch wenn Albträume mit dem paradoxen Schlaf assoziiert sind, können sie auch in 60 bis 90 Minuten nach dem Einschlafen auftreten. Dann besteht das Risiko für eine Nachtangst. Am häufigsten aber finden Albträume in der zweiten Hälfte der Nacht statt, in der die Episoden des paradoxen Schlafs am längsten sind.

Für sich betrachtet ist ein Albtraum etwas Normales und es besteht kein Grund zur Sorge. Wenn derselbe Traum sich mehrmals die Nacht wiederholt oder mehrere Nächte in der Woche auftritt, ist das oft ein Zeichen für posttraumatischen Stress. Es passiert, dass Patienten mich aus Angst bitten, ihnen zu helfen, nicht zu schlafen. Es handelt sich eigentlich um einen Versuch, das Trauma zu behandeln. Das funktioniert gut, aber nicht immer. Hat man ein Trauma durchlitten, und sind die Albträume schrecklich, sich wiederholend und begleitet von Flashbacks am Tag, und fangen Betroffene an, depressiv zu werden, zu trinken, an Suizid zu denken, Drogen zu nehmen und sich selbst zu schneiden, dann entwickelt sich eine Posttraumatische Belastungsstörung (PTBS). Dieses Syndrom ist ernst zu nehmen, denn es kann das Leben eines Menschen und das seiner Nächsten zerstören.

Eine Behandlung harmloser Albträume besteht darin, den Inhalt der Träume detailreich aufzuschreiben und sich dann ein glückliches, angenehmes Ende auszudenken (und ebenfalls aufzuschreiben).

Albträume sind völlig normal. Angst vor einem Wolf, Monstern, Lehrern, Spielkameraden, einem Bösen in einem Film zu haben, ist normal ... und ein Albtraum ist eine Form zu verarbeiten, wovor man Angst hat. Kommt derselbe Albtraum sehr oft wieder, sollte man das Kind bitten, seinen Albtraum mit einem guten Ende zu beschreiben bzw. zu zeichnen: »Der Wolf läuft hinter mir her, holt mich ein, will mich fressen ... aber der freundliche Jäger erscheint und tötet ihn oder lässt ihn fliehen.« Manchmal werden Albträume durch ein destabilisierendes Ereignis wie eine Scheidung der Eltern, Arbeitslosigkeit oder Krankheit eines Elternteils, einen Umzug, einen Lehrerwechsel ausgelöst. Deshalb sollte man mit dem Kind sprechen, es trösten und, falls nötig, mit einem Psychologen reden.

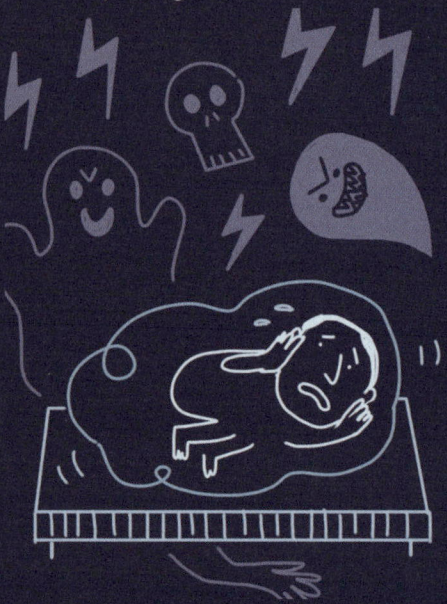

DIE VORTEILE DER EMDR

Mittlerweile ist EMDR eine anerkannte Behandlungsform. Sie wurde häufig eingesetzt bei Soldaten, die von einem Einsatz aus dem Golfkrieg zurückkehrten. EMDR ist die Abkürzung für »**E**ye **M**ovement **D**esensitization and **R**eprocessing«, zu Deutsch: Augenbewegungdesensibilisierung bzw. Desensibilisierung und Verarbeitung durch Augenbewegung. Zum großen Teil aus der Hypnose abgeleitet, baut EMDR durch einige Anleihen an die Daseinsanalyse eine Brücke zwischen Psychoanalyse und Kognitiven und Verhaltenstherapien. Die EMDR hätte Sigmund Freud bestimmt begeistert und er hätte sie mit Sicherheit verankert. Mit EMDR kann man schnell behandeln, was heute als Neurose bezeichnet wird und Teil der Posttraumatischen Belastungsstörung ist. Es geht darum, das Trauma auf möglichst realistische Weise wieder aufleben zu lassen und dabei möglichst auf die fünf Sinne (Katharsis) zurückzugreifen, damit das Gehirn schließlich »seine Verdauungsarbeit« leisten kann. EMDR wurde 1987 zufällig von Francine Shapiro, einer in San Francisco lebenden Amerikanerin, erfunden. Sie hatte ein Krebsleiden besiegt und bemerkte, dass sie beim Nachdenken über die belastende Zeit der Behandlung ihre Augen seitlich hin und her bewegte, wodurch sie eine deutliche Entlastung von Ängsten und depressiven Gedanken erlebte.

Seit Beginn des Jahres 2015 ist das Verfahren für die Behandlung von Erwachsenen mit Posttraumatischer Belastungsstörung im Rahmen einer Psychotherapie und Verhaltenstherapie zugelassen, die Kosten werden von den Krankenkassen übernommen.

WIE FUNKTIONIERT EMDR?

EMDR funktioniert wie ein Stoß mit dem Skalpell in den schmerzhaften Abszess, gefolgt von einer Drainage. Das tut beim Eingriff und ein paar Tage danach weh, bis der traumatische Eiter völlig abgeflossen ist.

EMDR besteht darin, das Opfer in eine Art veränderten Bewusstseinszustand zu versetzen und das/die traumatische(n) Ereignis(se) wieder aufleben zu lassen – Bild für Bild. Dafür lässt man abwechselnd die beiden Gehirnhälften arbeiten, die rechte und linke, indem der Patient dem Daumen des Therapeuten, einem Stock oder einem Punkt auf einem Monitor folgt, sei es durch abwechselndes Tippen an die Außenseite des Knies oder durch einen Ton von rechts oder links. Das Wichtige ist, dass beide Gehirnhälften abwechselnd stimuliert werden. Es ist erstaunlich zu sehen, an welchem Punkt Betroffene auf extrem präzise Art ihr Trauma wiedererleben.

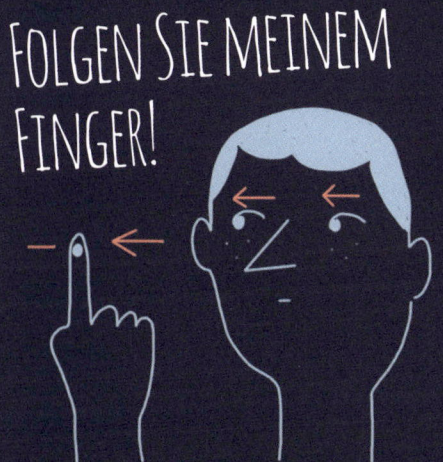

FOLGEN SIE MEINEM FINGER!

Eine junge Frau, die ich wegen der Folgen eines Überfalls behandelt habe, sagte: »Am Tag des Überfalls im Laden musste ich im Kommissariat aussagen. In der Panik war ich unfähig, mich daran zu erinnern, was für Waffen sie hatten und ob ihre Maske im Mundbereich durchbrochen war ... Jetzt habe ich alles im Detail gesehen und ich weiß: Das waren abgesägte Schrotflinten und sie hatten kein Loch in der Maske, nur bei den Augen!«

WIE GEHT UNSER GEHIRN MIT EINEM TRAUMA UM?

In den meisten Fällen sind wir in der Lage, Wunden an Körper und Seele, die das Leben mit sich bringt, zu heilen. Wenn ich mir zum Beispiel das Knie aufschlage und kein Diabetiker bin, ist das Ganze nach einer Woche oder zwei Wochen wieder verheilt. Nichts bleibt nach, abgesehen von einer kleinen rosa Narbe auf der Haut. Breche ich mir das Bein, muss ich zum Arzt (Gips), besser zum Chirurgen (Nagel, Platte, Schraube).

Habe ich Ärger, etwa einen Konflikt mit einem Kollegen, werde ich – je nach Temperament – wütend sein, mich schikaniert oder schuldig oder entmutigt fühlen. Womöglich habe ich deswegen einige Albträume, doch nach einigen Tagen wird das Ganze nur noch eine schlechte Erinnerung sein, die sich vollständig in Luft auflöst, wenn die Dinge wieder in Ordnung kommen. Werde ich Opfer eines Überfalls, einer Entführung, eines Unfalls, bin ich als Kind das Opfer eines Missbrauchs oder helfe ich als Feuerwehrmann nach einem Autounfall bei der Bergung der verkohlten Körper, riskiere ich, nach einigen Monaten ein Posttraumatisches Belastungssyndrom zu entwickeln. Ich könnte Hilfe benötigen, weil mein Gehirn es nicht schafft, selbst die Konsequenzen aus diesem traumatischen Ereignis zu bewältigen. Bildlich gesehen (aber das ist nur eine Metapher, um Ihnen das Ganze besser zu erklären) bin ich der Ansicht, dass die emotionale Information »heiß« ist und bei Rechtshändern zuerst in der rechten Gehirnhälfte gespeichert wird, im Laufe der Behandlung und Verwandlung dann zur linken Gehirnhälfte gelangt, wo sie als Erinnerung konserviert wird. Dort wird sie zugeordnet, dann jeglicher affektiver Inhalt geplündert und schließlich abgespeichert. Die Erinnerung an das Geschehene kann eventuell später wieder aus dem Archiv geholt und bei Bedarf befragt werden. Es handelt sich hier nicht um Vergessen, sondern um die Schaffung einer Distanz zum Trauma. Die Abkühlung.

Während wir schlafen, verarbeitet das Gehirn Informationen, wahrscheinlich im paradoxen Schlaf (Träume), bevor es diese von der rechten zur linken Gehirnhälfte wie eine Internet-Message mit Anhang lädt. Das geschieht wahrscheinlich, wenn wir oft in mehreren Nächten von unserem Ärger träumen, manchmal in Form von Albträumen. Frühere Psychiater sprachen von traumatologischen Träumen (»Träume, die das Trauma zerstören«), was absolut korrekt ist, denn dieser Traumtyp übersetzt häufig die Anstrengung des Geistes bei der »Verdauung« des Traumas. Wenn Nacht für Nacht immer wieder dieselben Albträume vorkommen, manifestieren sich diese tagsüber in Form von Flashbacks (Restbestände). Dann misslingt das Herunterladen trotz aller Mühen des Gehirns. Wenn sich diese Erinnerungen sehr lebhaft und zu aufdringlich wiederholen und den Betroffenen in Angst versetzen, funktioniert

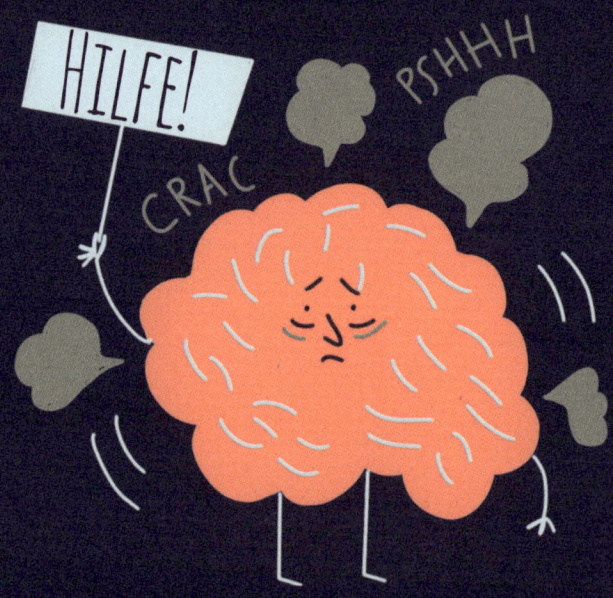

auch hier der Prozess der spontanen Heilung nicht. Man könnte glauben, der Anhang (Trauma) sei zu groß und die Mail ginge nicht durch, deswegen die Schwachstelle; die Software des Gehirns hängt in einer Dauerschleife. Eine »chirurgische«, psychiatrische Kur ist erforderlich. Und wie bei der Chirurgie üblich, kann dieser Prozess schmerzhaft sein.

Um ein anderes Bild zu verwenden, kann man das Trauma als etwas Vergrabenes betrachten, wie eine Art Abszess, der von Zeit zu Zeit aufbricht und Mikroben freisetzt (in dem Fall, der uns beschäftigt, die Albträume und Flashbacks), auch mit Komplikationen einer Sepsis (hier eine Depression).

 ## VERHALTENSSTÖRUNGEN IM PARADOXEN SCHLAF

Diese Störung ist sehr viel seltener als Albträume, und wir bewegen uns hier in etwas Pathologischem, einer Krankheit. Um das zu verstehen, muss man auf die Physiologie des paradoxen Schlafs zurückkommen: ein Zustand, in dem man viel träumt, verknüpft mit einer Abwesenheit (Atonie) des Muskeltonus bei den quergestreiften Muskeln (willkürlich kontrollierbar). Die Träume finden einzig und allein im Kopf statt und können dank der Atonie nicht in die Tat umgesetzt werden. Ignorieren wir, aus welchem Grund das Abschalten erfolgt.

Bei Betroffenen mittleren Alters, vor allem beim männlichen Geschlecht, erfolgt die Abschaltung der Muskeln nicht mehr so gut, ja sogar gar nicht. Der Patient verfügt (unfreiwillig) über die Fähigkeit, sich je nach träumerischer Aktivität zu bewegen. Träumt also ein Betroffener, dass er boxt, wird er echte Schläge verteilen. Ein solches Verhalten hat oft eigene Wunden oder Verletzungen seines Partners zur Folge.

Oft besitzen die Träume eine gewaltvolle Tonalität: sei es, dass der Betroffene sich einem oder mehreren Aggressoren ausgesetzt fühlt, sei es, dass seine Nächsten in Gefahr sind und er sie verteidigen muss. Diese Störung erfordert medizinische Hilfe und neurologische Untersuchungen. Die Behandlung ruht auf hohen Dosen Melatonin oder einigen Tranquilizern. In allen Fällen ist es nötig, das Zimmer zu sichern und alle Gegenstände, die den Betroffenen verletzen könnten, zu entfernen (Nachttischlampe z. B.). In besonders schweren Fällen sollte der Betroffene auf einer auf dem Boden liegenden Matratze schlafen.

• BRUXISMUS

Darunter versteht man Zähneknirschen im Schlaf, oft die Ursache für dentalen Verschleiß (die unteren Schneidezähne agieren wie eine Art Schleifmaschine). Manchmal wird das Knirschen durchs Clenching (Kieferpressen) ersetzt. Dabei werden die Zähne heftig zusammengebissen. Durch den Druck kommt es zu Schmerzen bei den alveolar-dentalen Bändern.

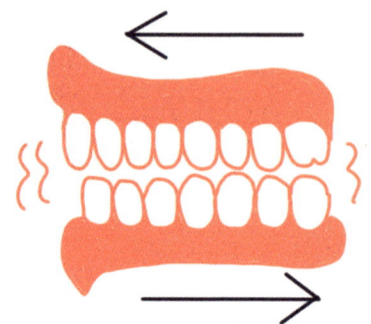

Die Ursache dafür ist unbekannt. Man schreibt es dem Stress zu, was meist zutrifft. Das Phänomen tritt häufig auf und wird meist vom Zahnarzt diagnostiziert oder es fällt dem Partner auf. Die wichtigste Behandlung besteht aus einer schützenden Aufbissschiene (Silikonbogen, der anstelle der Zähne den Verschleiß erleidet und einen Teil des ausgeübten Drucks abfängt), die im Schlaf getragen wird. Zudem ist es nötig, wenn Ängste im Spiel sind, gelassener zu werden. Das kann auch durch eine Psychotherapie geschehen. In schweren Fällen schlagen einige Mediziner vor, toxisches Botulin zu spritzen, das die Kaumuskeln teilweise paralysiert.

• RHYTHMISCHE BEWEGUNGEN

Die rhythmischen Bewegungen bündeln seltsame Phänomene, die während des Einschlafens oder im Laufe eines Wieder-Einschlafens in der Nacht stattfinden. Es handelt sich dabei um regelmäßige und rhythmische Bewegungen, die an Schaukeln bzw. Wiegen erinnern. Sie helfen dem

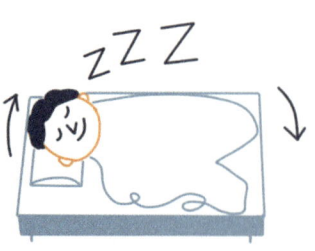

Betroffenen einzuschlafen. In der Hauptsache kommen sie bei Kindern vor, doch manchmal auch bei Erwachsenen.

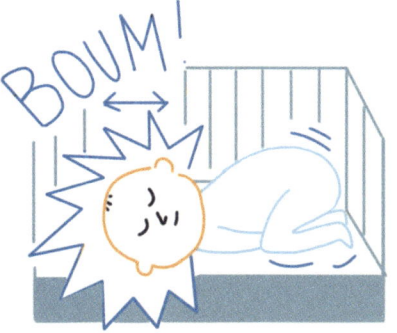

• JACTATIO CAPITIS NOCTURNA

Das auf den Knien liegende Kind schaukelt hin und her und stößt dabei mit dem Kopf gegen das Gitter seines Betts. Seine Eltern sind dann durch den regelmäßigen Lärm oft gewarnt (und alarmiert). In einigen Fällen ist das Phänomen derart ausgeprägt, dass die Eltern ihr Kind für autistisch halten. Doch diese Störung ist harmlos und nur ein Wiegen (sicher ein spektakuläres), mit dessen Hilfe das Kind einschlafen kann. Dafür nutzt es das träge Hin- und Herschwenken des Betts.

• BODY-ROLLING, HEAD-ROLLING, BODY-ROCKING

Dies sind sehr sanfte Varianten (ohne Lärm) der Jactatio capitis nocturna. Betroffene wiegen im ersten Fall den ganzen Körper von links nach rechts und von rechts nach links, im zweiten Fall tun sie dies mit dem Kopf, und im dritten Fall wiegen sie sich vor und zurück. Manchmal beschränken sich die rhythmischen Bewegungen auf ein Reiben des Fußes auf dem Laken. Die Behandlung beschränkt sich darauf, die Matratze auf den Boden zu legen. Kindern kommt die Trägheit des Bettes zugute, und irgendwann verlieren sie das Interesse am Schaukeln. Bei den anderen rhythmischen Bewegungen kann man nichts Spezielles machen, allenfalls die Eltern beschwichtigen, da das Ganze nichts Bösartiges ist.

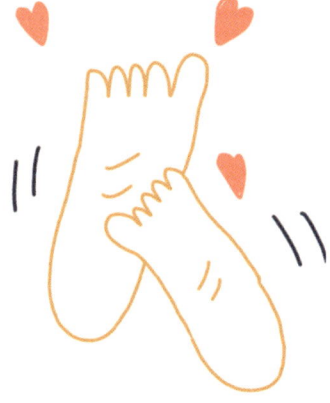

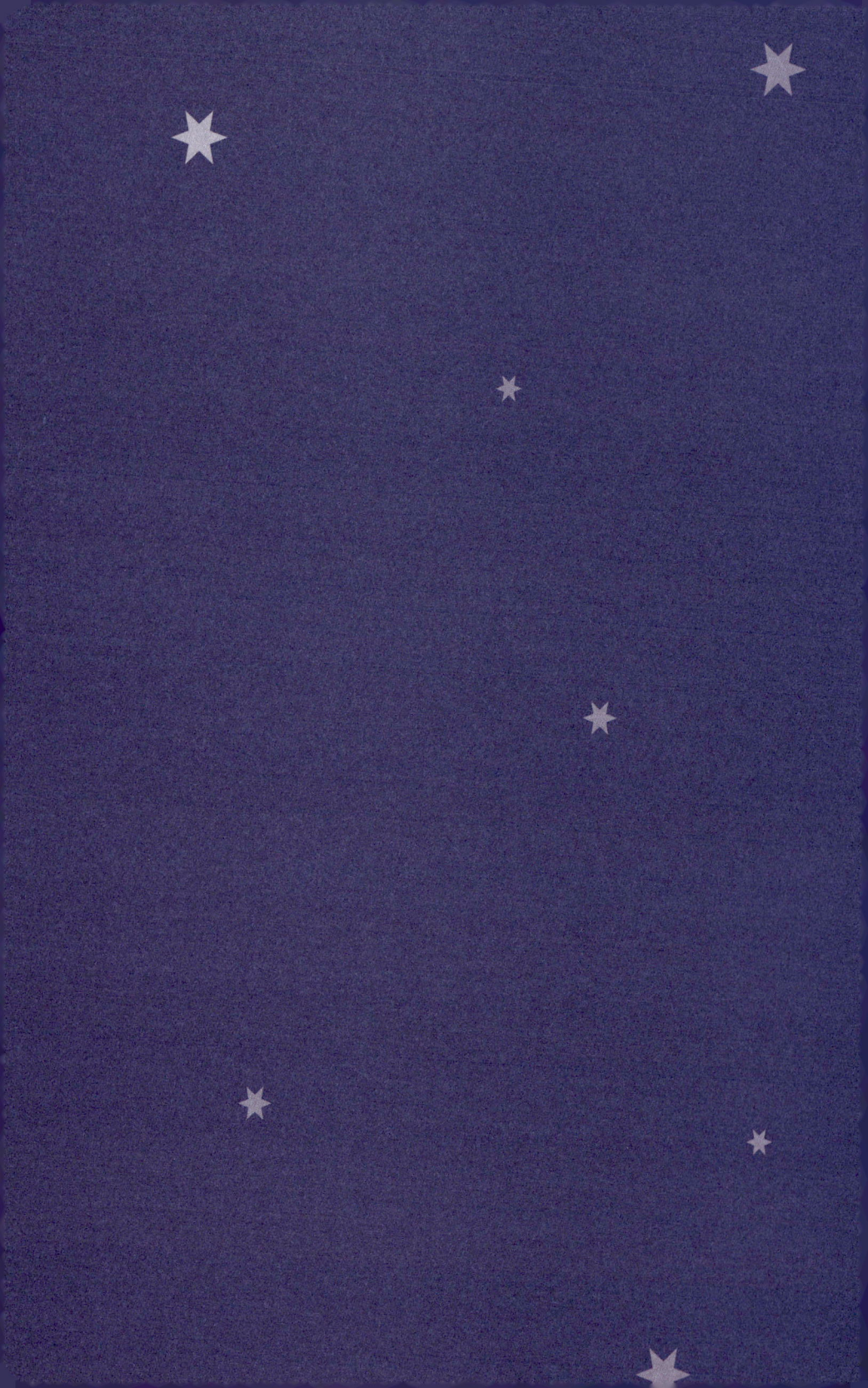

11
ICH SCHNARCHE
(UND DU AUCH)

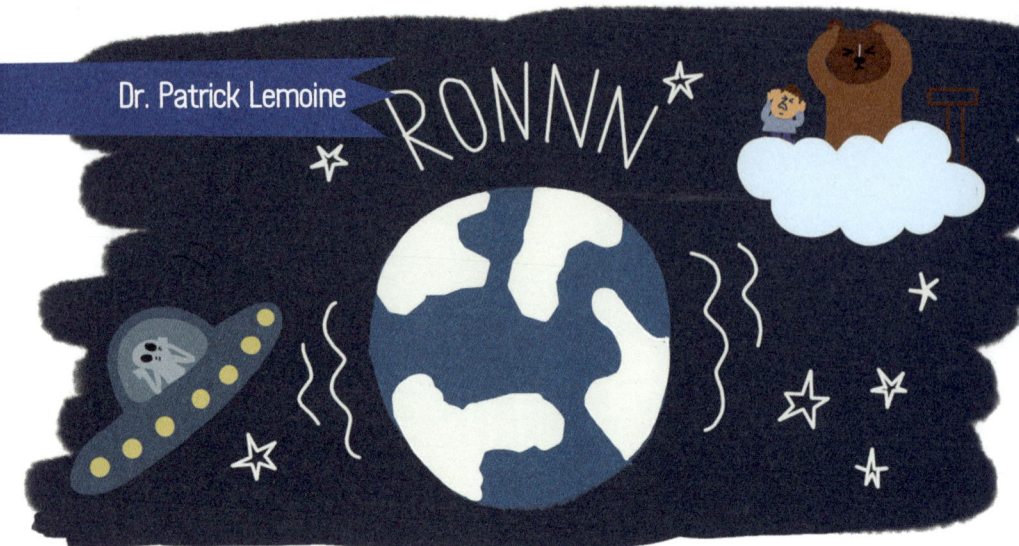

Dr. Patrick Lemoine

Sie haben laut gepfiffen, in die Hände geklatscht, nichts hat geholfen ... der Schnarcher oder die Schnarcherin hört nicht auf. Was die morgendlichen Vorwürfe vor dem Kaffee anbetrifft, enden diese oft mit der Erwiderung: »Aber du schnarchst auch, das weißt du doch!«

 ## WER SIND DIE SCHNARCHER?

Jeder schnarcht, wenn er müde ist, eine Erkältung hat oder über den Durst getrunken, und rund 40 % aller Menschen über 40 Jahre sowieso. Einige schnarchen lediglich, wenn sie sitzend schlafen, andere, wenn sie auf dem Rücken liegen, und wieder andere in allen Lagen. Seltenes und leises Schnarchen macht keine Probleme, allenfalls für den Partner, der sich dann Ohropax® kauft. Ist das Schnarchen intensiv, kann es selbst eine Abgeschlagenheit beim Schnarcher zur Folge haben und

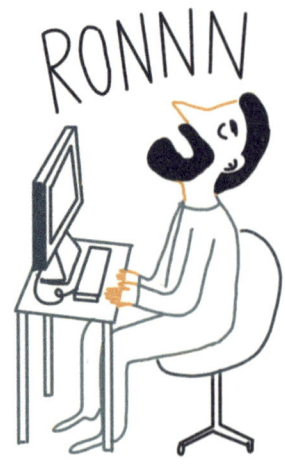

beim Bettnachbarn Tinnitus und Schwindel hervorrufen. Wird das Schnarchen von Apnoen begleitet, sollte man sich im Schlaflabor untersuchen lassen, denn das Schlaf-Apnoe-Syndrom ist eine ernsthafte Erkrankung.

ALSO WAS TUN?

Zuallererst sicherstellen, dass das Schnarchen nicht, wie in vielen Fällen, mit dem Schlaf-Apnoe-Syndrom einhergeht. Es reicht schon, hin und wieder zuzuhören, um festzustellen, ob es Atemaussetzer gibt und ob nach dieser Pause das Atmen mit einem lauten Geräusch, als sei man kurz vorm Ersticken, wieder aufgenommen wird. Der Schnarcher sollte abends auf Alkohol verzichten und kein sedatives Medikament schlucken (wenn das aus medizinischen Gründen möglich ist). Beides sind Ursachen des Schnarchens.

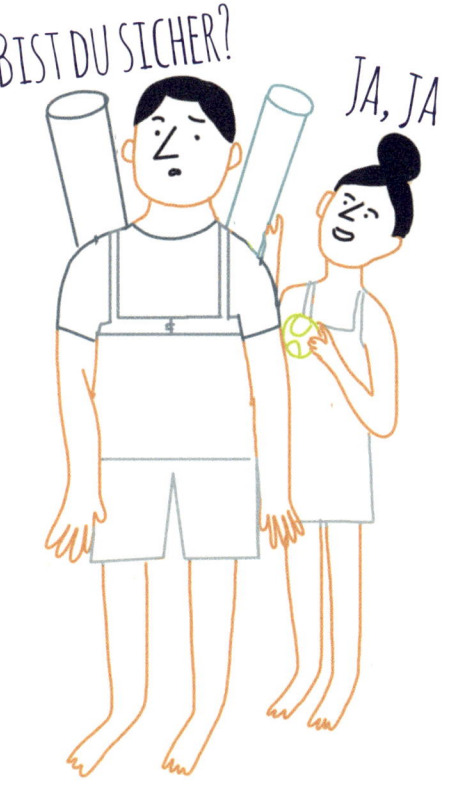

Auch Gewichtsabnahme kann sinnvoll sein. Manchmal reicht schon ein einziges Kilogramm. Einige Menschen schnarchen mit 79 kg, nicht aber mit 78 kg.

Zudem lässt sich beobachten, ob nur in einer bestimmten Position geschnarcht wird: auf dem Rücken, halb sitzend, völlig ausgestreckt. Wenn das der Fall ist, gibt es wirksame Vorrichtungen. Nähen Sie in den Rücken des Schlafanzugs Taschen und stecken Sie dort kleine Tennisbälle hinein, oder nähen Sie einen BH (wenn es sich um eine Schnarcherin handelt) in das Rückenteil und stecken Sie einen Tennisball in jedes Körbchen. Das ist überaus wirksam. Man kann auch eine Poolnudel kaufen, auf Länge zuschneiden und zwischen zwei T-Shirts im Rücken platzieren. In allen Fällen sind diese Vorrichtungen ausgesprochen sexy ...

Wenn es mit dem Schnarchen weitergeht und keine der hier genannten Lösungen Abhilfe schafft, sollte man in die Apotheke gehen und sich eine Vorrichtung kaufen, die »mandibuläre Protrusionsorthese« (Schnarchschiene) genannt wird. Es handelt sich um eine Art Zahnprothese, die nachts getragen wird. Sie verlagert den Unterkiefer nach vorn, wobei sie auf dem Oberkiefer ruht. Dadurch werden auch die Zungenmuskeln und das Gewebe im Unterkieferbereich leicht unter Zug gesetzt und können nicht mehr so weit nach hinten in den Rachen sinken. Die Atemwege bleiben frei. Achtung! Sie benötigen mindestens drei gesunde Zähne im oberen Kiefer. Fragen Sie vorher Ihren Zahnarzt.

Alle anderen Vorrichtungen bringen nichts, sie leeren allenfalls Ihren Geldbeutel!

SCHNARCHEN, DAS IST
LAUTES SCHLAFEN.

(JULES RENARD)

12
WENN DER SCHLAF SICH VERSCHIEBT

Dr. Patrick Lemoine

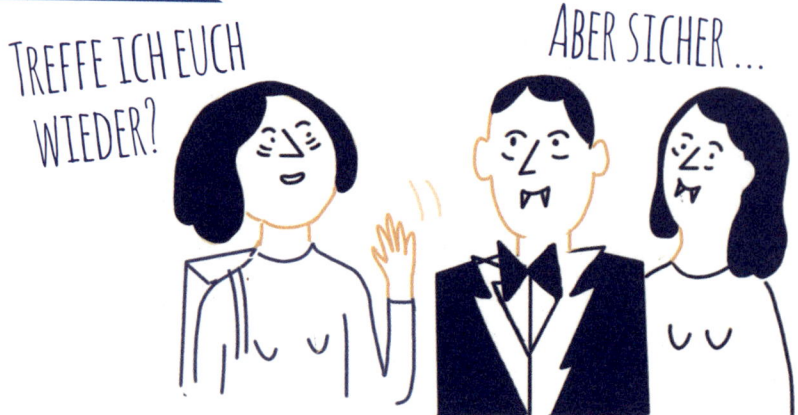

Nachtarbeit, Reisen von einem Ende der Welt in eine andere Zeitzone, saisonale Zeitumstellungen. Unser Organismus besitzt eine unglaubliche Fähigkeit, sich kurzfristig anzupassen, doch er hat auf Dauer seine Grenzen. Schlafabweichungen, für den Moment scheinbar ohne Folgen, können bei Wiederholungen zu Krankheiten führen.

ICH ARBEITE NACHTS UND KANN TAGSÜBER NICHT SCHLAFEN

Der Mensch ist ein Tagtier. Kein Nachttier. Nachtarbeit ist also für ihn nicht normal und wenn er es macht, leidet er ständig an einem Schlafdefizit. Man kann allerdings versuchen, die Müdigkeit zu schmälern, doch trotz allem bleibt ein erhöhtes Risiko bei Frauen für Brustkrebs und bei allen Menschen für Krebs des Verdauungsapparates. Wenn ein Schlafdefizit existiert, gibt es auch einen Mangel an Melatonin, dieses wirkt antioxidativ, also gegen Krebs, und es erleichtert die Reparatur unserer DNA – Nacht für Nacht. Zuallererst muss man wissen, dass es Abendmenschen (Eulen) sind, vor allem, wenn sie

Kurzschläfer sind, die Nachtarbeit bei Weitem am besten vertragen. Wenn Sie zu den Langschläfern zählen und ein Morgenmensch (Lerche) sind, sollten Sie derartige Berufe vermeiden – und wenn Sie gezwungen sind, machen Sie es möglichst nur kurzfristig. Nach Ansicht von Arbeitsmedizinern beginnen die Probleme nach etwa fünf Jahren: Auto- oder Arbeitsunfälle, berufliche Irrtümer und Fehler, Fehlzeiten, kardiovaskuläre Erkrankungen und eventuell Immunkrankheiten.

RATSCHLÄGE FÜR NACHTARBEITER

Wenn alles gut läuft, ändern Sie nichts!

Haben Sie ein Problem einzuschlafen, sollten Sie eine Änderung zwischen Arbeitsende und Zubettgehen planen. Statt sich um sechs Uhr morgens mit dem Risiko, um sieben Uhr durch den Krach im Haus wieder aufzuwachen, ins Bett zu werfen, drehen Sie erst einmal in aller Ruhe eine Runde mit dem Hund. Sie kommen zurück, wenn die Familie aufsteht, essen mit Partner und Kindern gemeinsam Frühstück, bummeln noch etwas herum ... und gehen dann ins Bett! Sie können zusätzlich etwas Melatonin und Baldrian und Kalifornischen Mohn nehmen. Gehen Sie Ihren Beschäftigungen nach, wenn Sie aufgewacht sind, und versuchen Sie, bevor Sie wieder zur Arbeit gehen, noch ein einstündiges Nickerchen zu machen. Wenn Ihr Job es zulässt, machen Sie in der Nacht Mini-Nickerchen von 5–20 Minuten. Sorgen Sie dafür, dass Ihr Kollege Sie aufweckt. Und setzen Sie sich in einem guten Moment weißem Licht aus. Und schon haben Sie Ihre Batterien wieder aufgeladen.

ICH MUSS MIT ZEITVERSCHIEBUNGEN ZURECHTKOMMEN

Wenn man viel reist, ist das etwas anderes, als in die Ferien zu fahren. Die Wiederholung der Zeitzonenwechsel ist für unseren Organismus anstrengend. Hinzu kommt, dass der Schock wegen ihrer Zeitrigidität für Morgenmenschen sehr viel härter ist als für Abendmenschen, die wesentlich flexibler sind und Zeitwechsel besser wegstecken. Das Flugzeug, dass im Nu Längenkreise überquert, ist die Ursache einer Vielzahl von Zeitverschiebungs-Symptomen: Wir nennen das Jetlag.

Da es einfacher ist, sich zu bemühen, wach zu bleiben statt einzuschlafen, werden Reisen in Richtung Westen besser toleriert als die gen Osten. Der Jetlag wird erheblich greifbarer nach drei Stunden Zeitverschiebung, deutlich spürbar nach sechs Stunden und geradezu schmerzhaft bei neun Stunden und mehr. Es dauert durchschnittlich zwei bis drei Wochen, bis unser Organismus sich mit der neuen Umgebung angefreundet hat. Im Allgemeinen ist es einfacher, das Flugzeug zu nehmen, wenn man eine Eule und ein Kurzschläfer ist. Anders sieht es bei Lerchen und Langschläfern aus. Zeichen für den Jetlag sind ein zu frühes Erwachen auf einem Flug gen Westen, Schwierigkeiten beim Einschlafen und häufiges Erwachen auf einem Flug gen Osten. Im Verlauf des Tages tritt Müdigkeit mit Somnolenz und ungewolltem Einschlafen auf. Man beobachtet auch Symptome des Verdauungssystems (Magenschmerzen, Durchfall, Verstopfung, Übelkeit), Kopfschmerzen und Schwindelgefühle.

RATSCHLÄGE FÜR REISENDE

In Wirklichkeit ist nur das Licht ein fähiger und wirksamer Synchronisierer. Es kann unsere Uhrpendel wieder zurückstellen. Wenn Sie gen Westen fliegen (New York z. B. = 6 Stunden Zeitverschiebung) sollten Sie Ihre Uhr mit dem Abflug bereits auf das Land einstellen, in das Sie reisen, gut essen, um einen guten 13–14-Stundenschlaf im Flieger zu ermöglichen, dann, nach der Ankunft, sollten Sie möglichst wach bleiben bis mindestens 21 Uhr (das entspricht 3 Uhr morgens, der Stunde des Abflugs). Dann brauchen Sie kein Schlafmittel. Am nächsten Tag sollten Sie aktiv sein, sich vielleicht ein kleines Mittagsschläfchen gönnen und sich so viel Sonnenlicht wie möglich aussetzen.

Reisen Sie gen Osten, müssen Sie Ihre Uhr ebenso auf die Zeit des Reiselandes einstellen. Ist der Flug bei Nacht (Flüge USA – Europa oder Frankreich – China) und ist Ihr Arzt einverstanden (das Gegenteil wäre erstaunlich angesichts des Nichtvorhandenseins von Gegenanzeigen), schlucken Sie eine Melatonintablette, eventuell kombiniert mit Baldrian und Kalifornischem Mohn. Bitten Sie die Flugbegleiter, Sie nicht zu wecken und schlafen Sie dann möglichst 6–7 Stunden. Am nächsten Tag sollten Sie aktiv sein und sich Sonnenlicht aussetzen. Nehmen Sie das Melatonin einige Tage weiter (Regel: ein Tag pro Zeitverschiebungsstunde). Trinken Sie im Flieger keinen Alkohol.

Nachdem Raymond Barre 1975 die Idee hatte, wechseln wir unsere Zeit zweimal im Jahr (letztes Wochenende im März und Oktober). Dieser kleine Jetlag hat auf gesunde Menschen keine Auswirkungen, auf wenige aber schon: die absoluten Morgenmenschen. Bei denjenigen, die das Gegenteil glauben, reicht es, ihnen zu untersagen, nach London zu reisen, denn auch dort gibt es eine Stunde Zeitverschiebung. Bei Morgenmenschen, Schlaflosen, depressiv Verstimmten sowie Menschen, die an saisonaler Depression leiden, gibt die eine Stunde Winterzeit das Signal für ein oder zwei Wochen Schläfrigkeit, Hunger auf Süßes und Traurigkeit. In diesem Fall sollte man sich in den ersten zwei Wochen vor der Umstellung jeden zweiten Abend zehn Minuten später ins Bett legen, um so einen sanfteren Übergang zu finden. Morgens sollte man sich Sonnenlicht oder dem Licht einer Speziallampe aussetzen.

> DOKTOR, SEIT ZWEI WOCHEN SCHLAFE ICH SCHLECHT!

> HM ... SEIT WELCHER ZEITUMSTELLUNG?

WIR MÜSSEN SCHLAFEN,
UM PLATZ FÜR TRÄUME
ZU HABEN.

(ERIK ORSENNA)

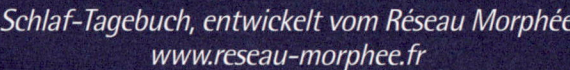
Schlaf-Tagebuch, entwickelt vom Réseau Morphée
www.reseau-morphee.fr

Mit freundlicher Genehmigung abgedruckt

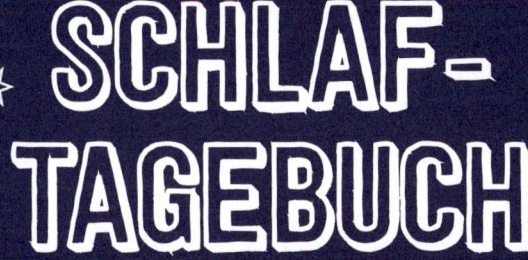

SCHLAF-TAGEBUCH

SO FÜLLEN SIE DIE AGENDA AUS

Zweimal täglich tragen Sie etwas in das Tagebuch ein:
• **am Morgen nach dem Aufwachen** beschreiben Sie den Verlauf der Nacht.
• **am Abend** tragen Sie ein, wie der Tag verlaufen ist.

Morgens: Notieren Sie das Datum (z. B. Nacht vom 5. auf den 6. Juni).

• Notieren Sie die Zeit, zu der Sie ins Bett gegangen sind (durch einen Pfeil nach unten), selbst wenn Sie dort nur gelesen oder Fernsehen geguckt haben.

• Mit einem Pfeil nach oben geben Sie Ihre definitive Aufstehzeit an oder ein kurzes Aufstehen in der Nacht.

• Schraffieren Sie den Bereich Ihres Schlafs. Wenn Sie mitten in der Nacht aufgewacht sind und dieses Aufwachen unangenehm war, unterbrechen Sie die schraffierte Zone um diese Aufwachzeit. Das Ziel ist nicht, Sie genau daran zu erinnern, dass Sie zwischen 3 Uhr 17 und 4 Uhr 12 wach waren, sondern Ihren Eindruck von den Stunden zu spiegeln, der zwangsläufig nur annähernd ist.

• Danach geben Sie die Qualität Ihrer Nacht an und Ihre Verfassung beim Aufwachen. Dafür füllen Sie die Spalten rechts aus (BG = Besonders Gut, G = Gut, M = Mittel, S = Schlecht, BS = Besonders schlecht).

• Notieren Sie, ob Sie Medikamente genommen haben oder etwas passiert ist, das Ihren Schlaf beeinträchtigen konnte (z. B. Sport am Abend, Kopfschmerzen, Fieber ...).

Abends: Sie schreiben wieder in Ihr Tagebuch.

• Wenn Sie eine Siesta gemacht haben, halten Sie dies mit einem schraffierten Bereich fest, genauso wie Sie Ihren Nachtschlaf dokumentiert haben. Sie halten Momente der Abgeschlagenheit im Hinblick auf die entsprechenden Stunden mit einem »A« fest.

• Schließlich bewerten Sie Ihre Verfassung insgesamt am Tag. Dieses Tagebuch führen Sie mindestens drei Wochen lang. Wenn Sie es auch bei der Arbeit oder in den Ferien weiterführen, stehen Ihnen jede Menge auswertbare Informationen zur Verfügung.

SCHLAF-TAGEBUCH

DATUM	UHRZEIT
NACHT VON ... BIS	19 20 21 22 23 00 01 02 03 04 05 06 07 08 09 10 11 12 13 14 15

↓   Stunde des Hinlegens

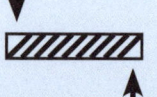   Schlaf oder Nickerchen

↑   Stunde des Aufstehens

| A | Abgeschlagenheit am Tag

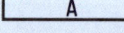   Langer Traum

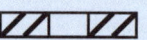   ½ Schlaf

BEWERTUNGEN BG – G – M – S – BS			
...HLAF- ...ALITÄT	AUFWACH- QUALITÄT	TAGES- FITNESS	BEHANDLUNGEN UND BEMERKUNGEN

Schlaf-Tagebuch entwickelt vom Réseau Morphée
www.reseau-morphee.fr
Mit freundlicher Genehmigung abgedruckt

SCHLAF-TAGEBUCH

DATUM	UHRZEIT
NACHT VON … BIS	19 20 21 22 23 00 01 02 03 04 05 06 07 08 09 10 11 12 13 14 15

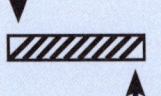

↓ Stunde des Hinlegens

Schlaf oder Nickerchen

↑ Stunde des Aufstehens

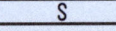 Abgeschlagenheit am Tag

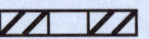 Langer Traum

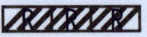 ½ Schlaf

SCHLAF-QUALITÄT	BEWERTUNGEN BG – G – M – S – BS			BEHANDLUNGEN UND BEMERKUNGEN
	AUFWACH-QUALITÄT	TAGES-FITNESS		

Schlaf-Tagebuch entwickelt vom Réseau Morphée
www.reseau-morphee.fr
Mit freundlicher Genehmigung abgedruckt

SCHLAF-TAGEBUCH

DATUM	UHRZEIT																		
	19	20	21	22	23	00	01	02	03	04	05	06	07	08	09	10	11	12	13	14	15
NACHT VON … BIS																			

↓ Stunde des Hinlegens

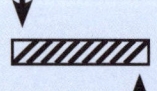 Schlaf oder Nickerchen

↑ Stunde des Aufstehens

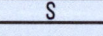 Abgeschlagenheit am Tag

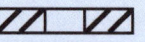 Langer Traum

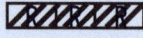 ½ Schlaf

	BEWERTUNGEN BG – G – M – S – BS			
SCHLAF- QUALITÄT	AUFWACH- QUALITÄT	TAGES- FITNESS	BEHANDLUNGEN UND BEMERKUNGEN

Schlaf-Tagebuch entwickelt vom Réseau Morphée
www.reseau-morphee.fr
Mit freundlicher Genehmigung abgedruckt

SCHLAF-TAGEBUCH

DATUM	UHRZEIT																			
NACHT VON … BIS	19	20	21	22	23	00	01	02	03	04	05	06	07	08	09	10	11	12	13	14	15

↓ Stunde des Hinlegens

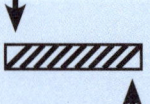 Schlaf oder Nickerchen

↑ Stunde des Aufstehens

| S | Abgeschlagenheit am Tag

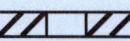 Langer Traum

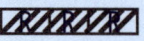 ½ Schlaf

BEWERTUNGEN BG – G – M – S – BS			
HLAF-QALITÄT	AUFWACH-QUALITÄT	TAGES-FITNESS	BEHANDLUNGEN UND BEMERKUNGEN

Schlaf-Tagebuch entwickelt vom Réseau Morphée
www.reseau-morphee.fr
Mit freundlicher Genehmigung abgedruckt

SCHLAF-TAGEBUCH

DATUM	UHRZEIT
NACHT VON ... BIS	19 20 21 22 23 00 01 02 03 04 05 06 07 08 09 10 11 12 13 14 15

↓	Stunde des Hinlegens	S	Abgeschlagenheit am Tag
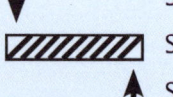	Schlaf oder Nickerchen	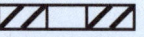	Langer Traum
↑	Stunde des Aufstehens	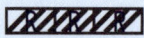	½ Schlaf

SCHLAF-QUALITÄT	BEWERTUNGEN BG – G – M – S – BS		
	AUFWACH-QUALITÄT	TAGES-FITNESS	BEHANDLUNGEN UND BEMERKUNGEN

Schlaf-Tagebuch entwickelt vom Réseau Morphée
www.reseau-morphee.fr
Mit freundlicher Genehmigung abgedruckt

SCHLAF-TAGEBUCH

DATUM	UHRZEIT																				
NACHT VON … BIS	19	20	21	22	23	00	01	02	03	04	05	06	07	08	09	10	11	12	13	14	15

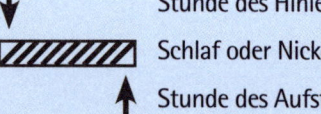

Stunde des Hinlegens

Schlaf oder Nickerchen

Stunde des Aufstehens

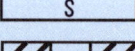 Abgeschlagenheit am Tag

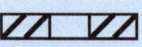 Langer Traum

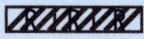 ½ Schlaf

BEWERTUNGEN BG – G – M – S – BS			
SCHLAF- QUALITÄT	AUFWACH- QUALITÄT	TAGES- FITNESS	BEHANDLUNGEN UND BEMERKUNGEN

Schlaf-Tagebuch entwickelt vom Réseau Morphée
www.reseau-morphee.fr
Mit freundlicher Genehmigung abgedruckt

SCHLAF-TAGEBUCH

DATUM	UHRZEIT
NACHT VON … BIS	19 20 21 22 23 00 01 02 03 04 05 06 07 08 09 10 11 12 13 14 15 1

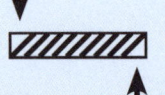

↓	Stunde des Hinlegens
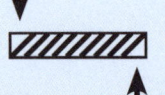	Schlaf oder Nickerchen
↑	Stunde des Aufstehens

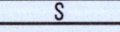 S	Abgeschlagenheit am Tag
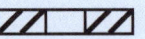	Langer Traum
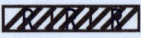	½ Schlaf

BEWERTUNGEN BG – G – M – S – BS			
LAF-LITÄT	AUFWACH-QUALITÄT	TAGES-FITNESS	BEHANDLUNGEN UND BEMERKUNGEN

Schlaf-Tagebuch entwickelt vom Réseau Morphée
www.reseau-morphee.fr
Mit freundlicher Genehmigung abgedruckt

REGISTER

BUCHEMPFEHLUNGEN FÜR SIE

Weitere Anleitungen und Inspirationen für ein glückliches und bewusstes Leben finden Sie auch in diesen Titeln:

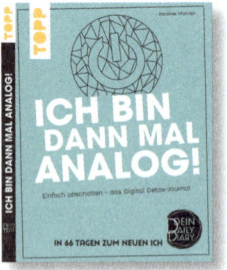

ISBN 978-3-7724-4921-5

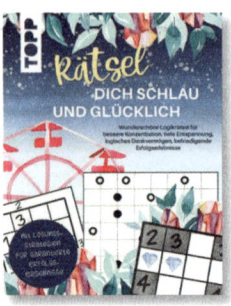

ISBN 978-3-7724-4917-8

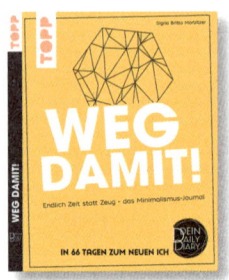

ISBN 978-3-7724-4922-2

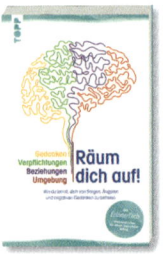

ISBN 978-3-7724-4903-1

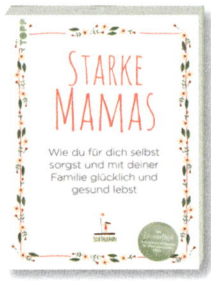

ISBN 978-3-7724-4908-6

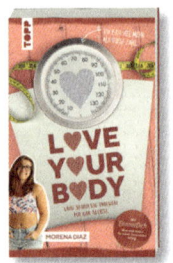

ISBN 978-3-7724-4900-0

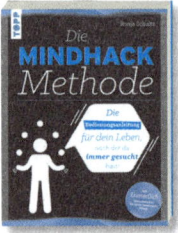

ISBN 978-3-7724-4901-7

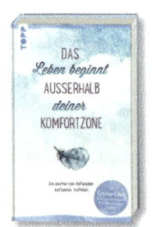

ISBN 978-3-7724-4905-5

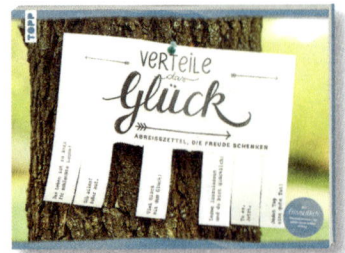

ISBN 978-3-7724-4902-4

Weitere Ideen für ein glückliches Leben gesucht? Lassen Sie sich auf unserer Website, per Newsletter oder in den sozialen Netzwerken zu einer bewussten Lebensweise inspirieren!

*Lieblingsstücke von einfach bis einfach genial finden Sie bei TOPP!
Lassen Sie sich auf unserer Verlagswebsite, per Newsletter
oder in den sozialen Netzwerken von unserer Vielfalt inspirieren!*

Website
Verlockend: Welcher Kreativratgeber soll es für Sie sein? Schauen Sie doch auf **www.TOPP-kreativ.de** vorbei & stöbern Sie durch die neusten Hits der Saison!

TOPP-Autoren
Sie wollen wissen, wer die „Macher" unserer Bücher sind? Wer Ihnen nützliche Tipps &Tricks gibt? Auf **www.TOPP-kreativ.de/Autor** warten jede Menge spannender Infos zum jeweiligen Autor auf Sie. Finden Sie heraus, welches Gesicht hinter Ihrem Lieblingsbuch steckt!

Facebook
Werden Sie Teil unserer Community & erhalten Sie brandaktuelle Informationen rund ums Handarbeiten auf **www.Facebook.com/Mitstrickzentrale** Wer sich für Basteln, Bauen, Verzieren & Dekorieren interessiert, ist auf **www.Facebook.com/Bastelzentrale** genau richtig!

Pinterest
Sie sind auf der Jagd nach den neusten Trends? Sie suchen die besten Kniffe? Die schönsten DIY-Ideen? All' das & noch vieles mehr gibt es von TOPP auf **www.Pinterest.com/Frechverlag**

Newsletter
Bunt, fröhlich & überraschend: Das ist der TOPP-Newsletter! Melden Sie sich unter: **www.TOPP-kreativ.de/Newsletter** an & wir halten Sie regelmäßig mit Tipps & Inspirationen über Ihr Lieblings hobby auf dem Laufenden!

Extras zum Download in der Digitalen Bibliothek
Viele unserer Bücher enthalten digitale Extras: Tutorial-Videos, Vorlagen zum Downloaden, Printables & vieles mehr. Dieses Buch auch? Dann schauen Sie im Impressum des Buches nach. Sofern ein Freischaltcode dort abgebildet ist, geben Sie diesen unter **www.TOPP-kreativ.de/DigiBib** ein. Nach erfolgreicher Registrierung erhalten Sie Zugang zur digitalen Bibliothek & können sofort loslegen.

YouTube
Sie wollen eine ganz neue Technik ausprobieren? Sie arbeiten an einem spannenden Projekt, aber wissen nicht weiter? Unsere Tutorials, Werbetrailer, Interviews & Making Of's auf **www.YouTube.com/Frechverlag** helfen Ihnen garantiert dabei, den passenden Ratgeber von TOPP zu finden.

Instagram
Sie sind auf Instagram unterwegs? Super, TOPP auch. Folgen Sie uns! Sie finden uns auf **www.Instagram.com/Frechverlag** Möchten Sie uns an Ihrem Lieblingsprojekt teilhaben lassen? Am besten posten Sie gleich ein Foto mit dem Hashtag **#frechverlag** & wir stellen Ihr Werk gerne unserer Community vor – yeah!

les in einer Hand gibt's hier:

Kreativ-Bücher finden Sie auf www.TOPP-kreativ.de

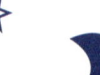

Titel der Originalausgabe:

Dormez!
Le programme complet pour en finir avec l'insomnie

Copyright © 2018, Hachette Livre (Hachette Pratique),
58 rue Jean Bleuzen, 92178 Vanves
Layout und Illustrationen : Mélody Denturck
Produktmanagement : Claudia Mack
Lektorat : Annette Gerstenkorn, Bochum
Übersetzung: Annerose Sieck, Neumünster
Satz: Arnold & Domnick, Leipzig
Druck und Bindung: Estella Gráficas, Spanien

Die in diesem Buch veröffentlichten Methoden, Informationen und Ratschläge stellen die Meinung bzw. Erfahrung der Autoren dar und wurden von der Autoren und den Mitarbeitern des Verlags mit größter Sorgfalt erarbeitet und geprüft. Autoren und Verlag übernehmen jedoch keine Gewähr für die Funktion oder Qualität der Informationen. Außerdem bietet der Inhalt dieses Buches keinen Ersatz für eine kompetente medizinische oder psychologische Beratung. Für eventuell auftretende Nachteile und Schäden können Autoren und Verlag nicht haftbar gemacht werden.
Das Werk und die darin gezeigten Methoden, Informationen und Ratschläge sind urheberrechtlich geschützt. Die Vervielfältigung und Verbreitung ist, außer für private, nicht kommerzielle Zwecke, untersagt und wird zivil- und strafrechtlich verfolgt. Dies gilt insbesondere für die Verbreitung des Werkes durch Fotokopien, Film, Funk und Fernsehen, elektronische Medien, Internet, Soziale Medien sowie für die gewerbliche Nutzung der dargestellten Informationen und Ratschläge. Bei Verwendung im Unterricht und in Kursen ist auf dieses Buch hinzuweisen.

1. Auflage 2019
© der deutschen Ausgabe 2018 frechverlag GmbH, Turbinenstraße 7, 70499 Stuttgart
ISBN 978-3-7724-4919-2 • Best.-Nr. 4919

Gedruckt auf Papier aus natürlichen, kompostierbaren und recylebaren Fasern, hergestellt aus Holz aus nachhaltiger Waldwirtschaft, dessen Lieferanten sich einem anerkannten Umwelt-Zertfifizierungsverfahren unterziehen müssen.